障害のある方の 歯とお口のガイドブック

長崎県口腔保健センター
診療部長 **長田 豊** 著

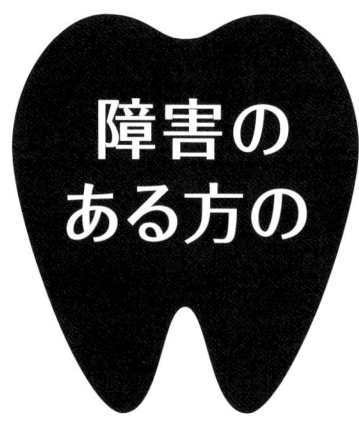
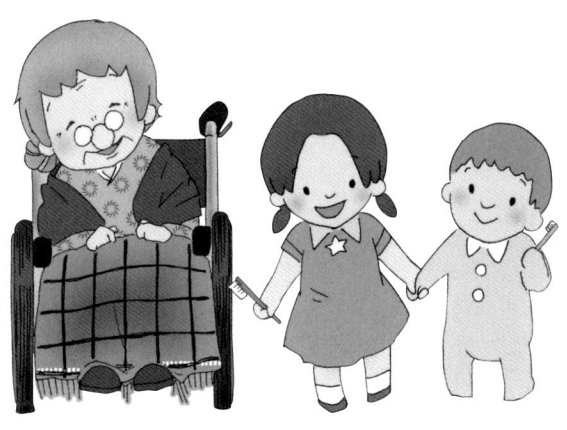

目次

障害別の実際の治療例
はじめに

第Ⅰ章 歯やお口の病気

1 歯やお口の状態が悪くなると ・・・・・・・・・・・・・・・ 12
2 お口の2大疾患は、むし歯と歯周病 ・・・・・・・・・・・ 12
3 歯を失う原因 ・・・・・・・・・・・・・・・・・・・・・・・・・・・ 13
4 むし歯と歯周病の特徴 ・・・・・・・・・・・・・・・・・・・・ 13
5 むし歯の原因および症状と進行 ・・・・・・・・・・・・・ 13
6 歯周病の原因および症状と進行 ・・・・・・・・・・・・・ 14
7 歯周病のチェックポイント ・・・・・・・・・・・・・・・・・ 16
8 歯周病と全身の健康の関係 ・・・・・・・・・・・・・・・・ 17
9 障がいのある方はむし歯や歯周病が多いのか？ ・・・・・・・・ 17

第Ⅱ章 障害別歯科疾患の特徴と対応法について

1 発達障害（自閉症）・・・・・・・・・・・・・・・・・・・・・・・ 20
　1）発達障害（自閉症）児・者の口と歯の特徴
　2）Kさんの歯周病の改善例
2 発達障害（自閉症）児・者の特性と歯科治療における配慮 ・・・・ 22
　1）自閉症の特性と歯科治療の困難性について
　2）自閉症の方の歯科治療時における配慮
　3）まとめ
　4）自閉症のUさんの歯科治療について
3 知的障害（精神遅滞）・・・・・・・・・・・・・・・・・・・・・ 26
　1）知的障害（精神遅滞）の方の口と歯の特徴
　2）知的障害（精神遅滞）の方の歯科治療時における配慮
　3）ダウン症
　　（1）ダウン症の方の口と歯の特徴
　　（2）ダウン症の方の歯科治療時における配慮
　　（3）ダウン症のNさんの歯科治療の実際
4 脳性麻痺 ・・・・・・・・・・・・・・・・・・・・・・・・・・・・・ 30
　1）脳性麻痺の方の口と歯の特徴
　2）脳性麻痺の方の歯科治療時における配慮

3）脳性麻痺のSさんの重度歯周病の改善例
　　4）障害を有する重度歯周病の方への治療法
5 てんかん・・・・・・・・・・・・・・・・・・・・・・・・・34
　　1）てんかんの方の口と歯の特徴
　　2）てんかんの方の歯科受診時の注意
　　3）薬の副作用による歯ぐきの腫れ（薬剤性歯肉増殖症）について
　　4）Yさんの歯ぐきの腫れ（歯肉増殖）の治療例
6 精神障害・・・・・・・・・・・・・・・・・・・・・・・・・36
　　1）統合失調症
　　　（1）統合失調症の方の口と歯の特徴
　　　（2）統合失調症などの精神障害の方の歯科治療時における配慮
　　　（3）Kさんの歯科治療について
　　2）認知症
　　　（1）認知症の方の口と歯の特徴
　　　（2）認知症の方の歯科治療時における配慮
7 脳卒中（脳血管障害）・・・・・・・・・・・・・・・・・・・40
　　1）脳卒中の方の口と歯の特徴
　　2）脳卒中の方の歯科治療時における配慮
8 重度心身障害児・者・・・・・・・・・・・・・・・・・・・・41
　　1）重度心身障害児・者の特徴
　　2）重度心身障害児・者の口と歯の特徴
　　3）重度心身障害児・者の歯科治療時における配慮
　　4）重度心身障害児のFさんの歯科治療の経過

第Ⅲ章 定期管理の重要性

1 障害のある方の歯科治療後の管理の重要性・・・・・・・・・・44
2 歯周治療後の長期管理例（Tさん）・・・・・・・・・・・・・44
3 障害があっても定期管理でむし歯0は達成可能！・・・・・・・46

第Ⅳ章 障害児・者の口のケアについて

1 口腔ケアの目的・・・・・・・・・・・・・・・・・・・・・・50
2 口腔ケアの内容・・・・・・・・・・・・・・・・・・・・・・51

3 障害児・者の口腔ケア ・・・・・・・・・・・・・・・・・・・・・・・・ 52
4 障害児・者の口腔ケアの実際 ・・・・・・・・・・・・・・・・・ 52
5 口腔ケアの効果 ・・・・・・・・・・・・・・・・・・・・・・・・・・ 59

第Ⅴ章 食べる機能とその障害

1 食べる機能の段階 ・・・・・・・・・・・・・・・・・・・・・・・・ 62
2 食事時の問題点 ・・・・・・・・・・・・・・・・・・・・・・・・・ 63
3 食事時における障害別問題点 ・・・・・・・・・・・・・・・・ 63
4 おいしく食べる条件 ・・・・・・・・・・・・・・・・・・・・・・・ 64
5 食べる機能の発達と減衰 ・・・・・・・・・・・・・・・・・・・ 64
6 食べる機能の障害の要因 ・・・・・・・・・・・・・・・・・・・ 65
7 食べる機能（摂食機能）は本能ではない ・・・・・・・・・・ 66
8 食行動と食べる機能の発達過程 ・・・・・・・・・・・・・・・ 66

第Ⅵ章 摂食指導

1 摂食指導前のチェックポイント ・・・・・・・・・・・・・・・・ 70
2 摂食指導 ・・・・・・・・・・・・・・・・・・・・・・・・・・・・・・ 70
　　1）食環境指導
　　2）食内容指導
　　3）摂食機能訓練
3 障害別摂食指導 ・・・・・・・・・・・・・・・・・・・・・・・・・ 83
　　1）ダウン症
　　2）脳性麻痺

患者さんからのメッセージ ・・・・・・・・・・・・・・・・・・・・ 87
おわりに
参考文献

障害別の実際の治療例

1. 自閉症患者の歯周病の治療例 〈21ページ参照〉

介助ケアとプロフェッショナルケアの効果

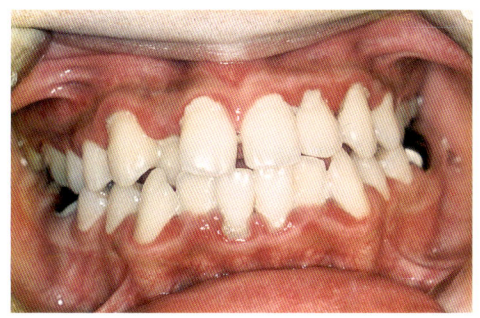
初来院時

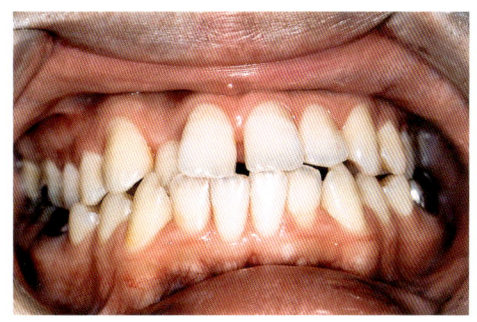
定期健診時

2. ダウン症患者の歯周病の治療例 〈29ページ参照〉

抗菌療法と定期的な口腔ケアの効果

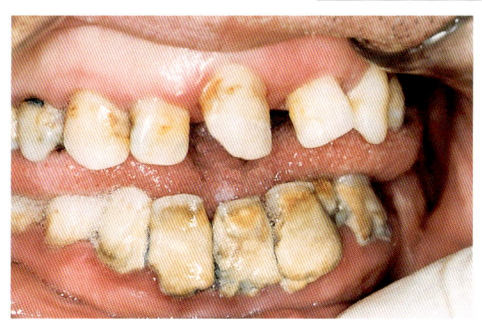
初来院時

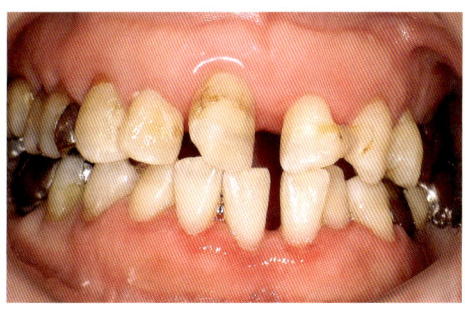
定期健診時

3. てんかん患者（自閉症）の歯肉増殖症の治療例 〈35ページ参照〉

抗てんかん薬の変更と定期的な口腔ケアの効果

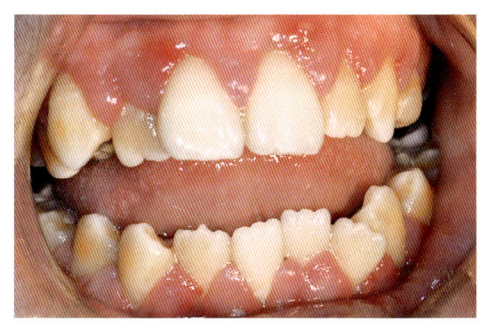
初来院時

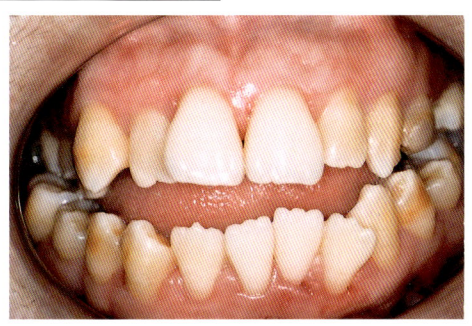
定期健診時

4. 脳性麻痺患者の重度歯周病の治療例 〈33ページ参照〉

抗菌療法と全顎的な歯石除去を併用する歯周治療法の効果

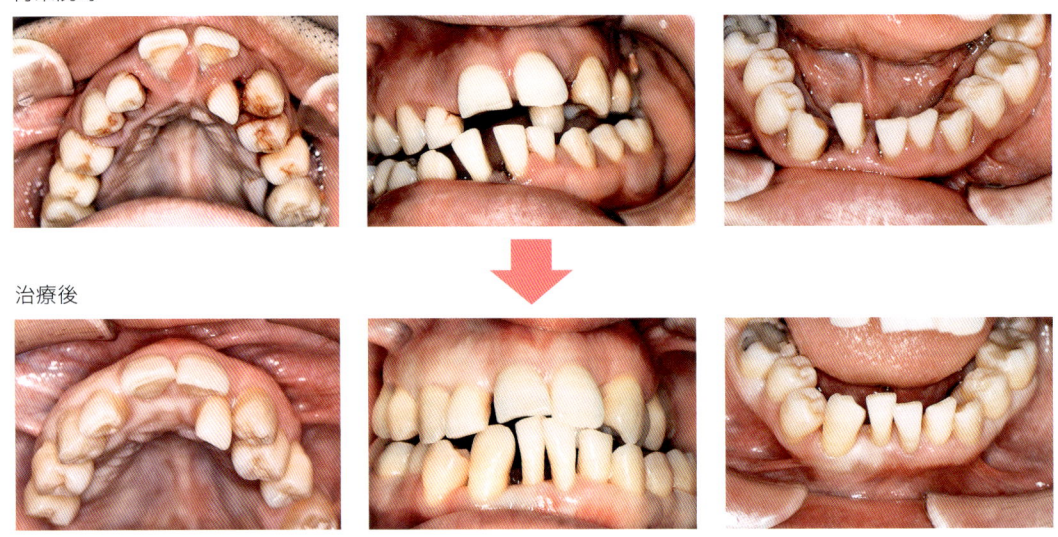

5. 統合失調症患者の口全体の治療例 〈37,38ページ参照〉

歯科治療により、口の中の改善だけでなく社会性も現れてくるなどの精神症状の軽減も認められるようになった。

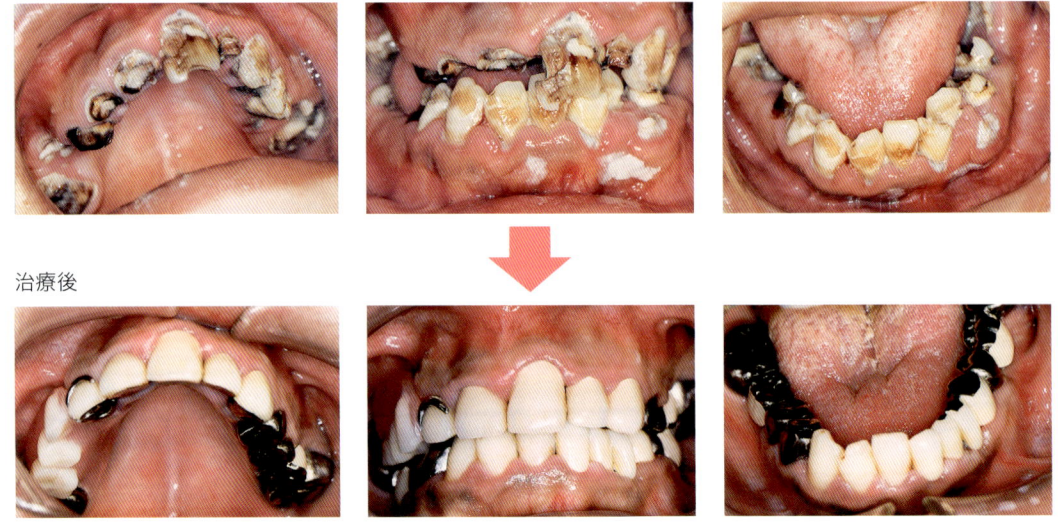

6. 肢体不自由患者の重度歯周病治療後の長期管理例 〈45,46ページ参照〉

初来院時

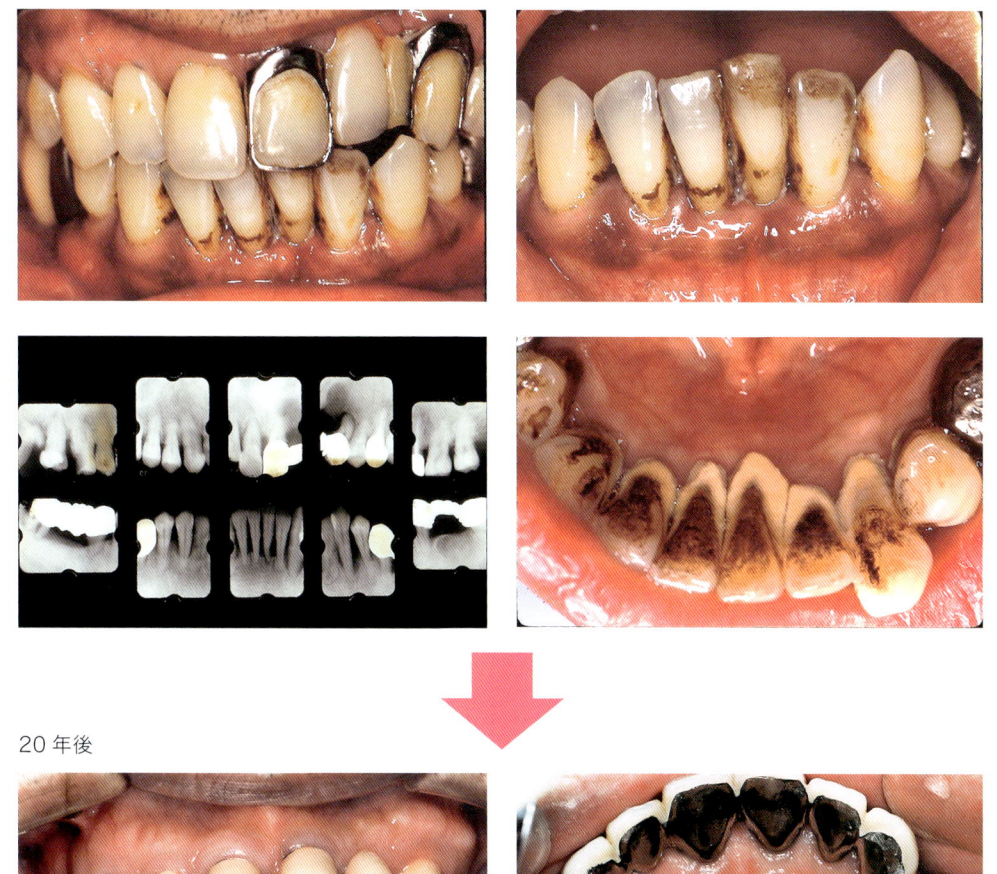

20年後

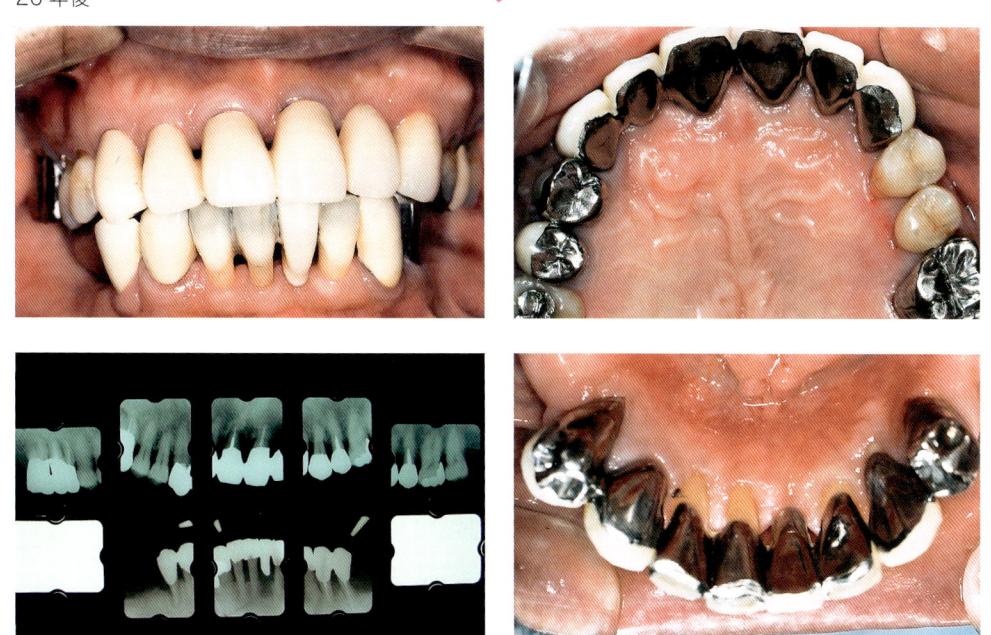

適切な歯周治療とその後の定期的な管理を行うことにより、現在25年経過するが、お口の状態は良好である。

はじめに

　現在、身体障害、知的障害、精神障害の3区分でわが国の障害者数の概数を調べますと、身体障害者366万1千人、知的障害者54万7千人、精神障害者320万1千人となっています。人口の約6%の方に障がいがあると報告されています（障害者白書　平成25年度版 内閣府）。今後さらに高齢化が進むと障がいのある方も増加すると思われます。

　さて、障がいのある方は、歯やお口の問題でお困りではないでしょうか。例えば、手が不自由で上手に歯磨きができない、足が不自由で歯科を受診できない。など身体的理由でむし歯や歯周病になってしまう方も多いようです。また、知的障害のためになぜ歯を磨かないといけないか理解ができない方や、発達障害のためにコミュニケーションに問題があり、何をされるか不安で歯科の受診や治療が苦手な方も多いようです。さらに、精神障害があり、意欲がわかず歯科を受診する機会を逃してしまうケースも多いようです。

　また、食べるのに障がいがある方も多いようです。例えば脳性麻痺の方は飲み込みが上手くいかず、むせ易かったりしますし、ダウン症の方は、舌が出て丸飲みしていたりする事が多いようです。

　近年、歯やお口の健康は全身の健康につながることが分かってきました。障がいがあっても、日頃からお口のケアを行い、定期的に歯科を受診することにより、健常者と同様に、歯やお口の健康を維持し、おいしいものを良く咬んで健康で楽しい人生を送っている方も多くなってきました。

　この本は、障がいのある方の歯とお口の健康を支援するために、1）歯やお口の病気について、2）障害別に歯の病気の特徴とその対応法や実際の治療例について、3）治療後の定期管理の重要性について、4）お口のケアの仕方について、5）食べる機能の障がいや6）摂食指導について、分かりやすく書きました。

　障がいのある方ご本人やご家族、支援する介護者・施設職員・特別支援学校職員などの方々がガイドブックとして、また、歯科衛生士学校や歯学部の学生の障害者歯科入門書として気軽に読んでいただければ幸いです。

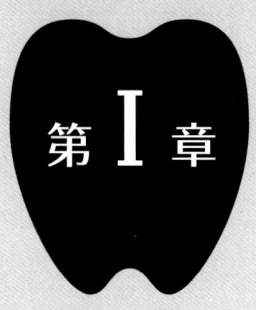

第I章

歯やお口の病気

第Ⅰ章 歯やお口の病気

1 歯やお口の状態が悪くなると

　自分の歯で、毎日食事をおいしく食べることは、心と身体の健康を保ち、QOL（生活の質）を高め、人生をより一層豊かなものにしてくれます。

　しかし、歯やお口の状態が悪くなると

> 1）食事（栄養摂取）がうまくできなくなる。（食べる機能の障害：摂食障害）
> 2）唾液の分泌が減少するので口が乾燥し、飲み込みにくくなったり、汚れが付きやすくなり、むし歯や歯周病が発生しやすくなる。（飲み込みの障害：嚥下障害、自浄作用の低下）
> 3）胃腸が悪くなる。（消化不良）
> 4）会話が楽しめない。表情が乏しくなる。（咀しゃく筋や表情筋の低下）
> 5）ボケやすくなる。（脳血流量の低下）
> 6）姿勢が悪くなる。筋力の低下。（平衡感覚や筋力の低下）
> 7）食事の楽しみが減少する。

など様々な問題点や全身的な症状が出てきます。

野生の動物では、歯が無くなると「死」を意味します。

2 お口の2大疾患は、むし歯と歯周病

　お口の病気の代表は、むし歯と歯周病です。現在では、むし歯は減少していますが、歯周病にかかっている人の割合は、中高年以降では約8割と高いようです（図1）。
　また、<u>歯周病は人類史上最も感染者数の多い感染症とされ、ギネス世界記録に載っているほどです。</u>

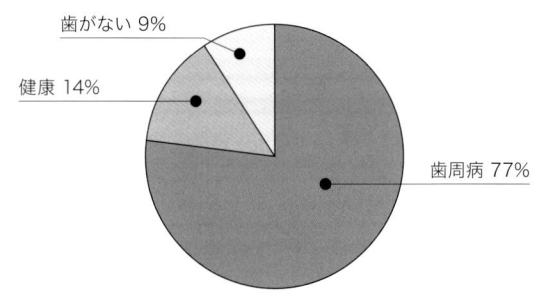

図1.歯周病（歯肉炎・歯周炎）の有病者率
（平成23年度歯科疾患実態調査）

3 歯を失う原因

歯を失う原因も主にむし歯と歯周病ですが、年齢別では、15歳以下の若年層ではスポーツ事故、交通事故による歯の外傷や歯科矯正のための便宜的な抜歯が多いのが特徴です（図2）。

また、15〜30代の若年層では、むし歯になりやすく、むし歯が原因で歯を失う割合が多いですが、40歳以降では歯周病の割合が8割を超え、歯周病が原因で歯を失う割合が高くなります。しかし、65歳以降では、再びむし歯（歯根部のむし歯）が原因で歯を喪失する割合が増加する傾向にあるようです。

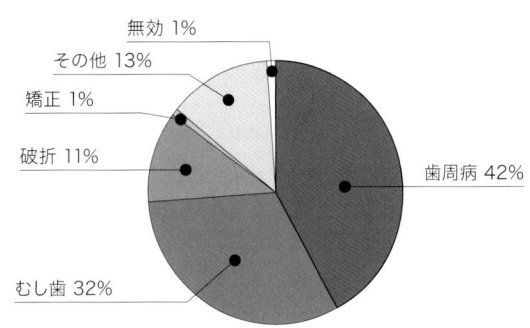

図2. 歯を失う原因（2007年「永久歯の抜歯原因調査報告書」8020推進財団調べ）

4 むし歯と歯周病の特徴

1) 自覚症状が出ないうちに進行する。
2) ゆっくりと進行する。
3) 基本的には自然治癒することはない。
4) 環境因子（生活環境、食習慣など）により影響を受ける。
5) 歯の質、生体の抵抗力、免疫力、ストレスなどの宿主因子により影響を受ける。

このように、むし歯と歯周病は共通する特徴があります。

5 むし歯の原因および症状と進行

原因

むし歯は、むし歯菌（ストレプトコッカス・ミュータンス菌）が食事に含まれる糖を分解し、ネバネバ物質（プラーク）を作り歯に粘着します。そこで酸を産生し、時間の経過とともに歯を溶かす（脱灰）ことにより発生するのです（図3）。

むし歯菌の多くは、保護者などの唾液を通して感染ます。保護者が咬んだ食物をそのまま与えたり、スプーンやコップを共有するのは控えましょう。

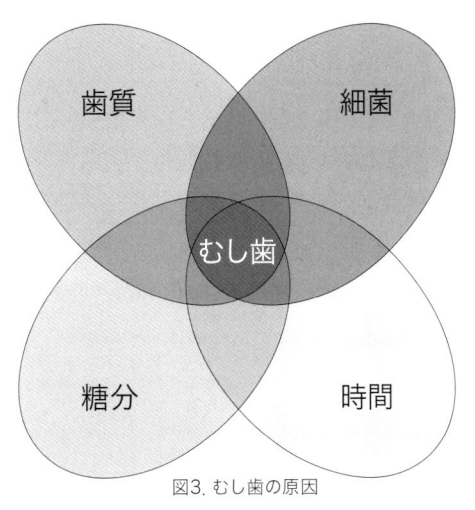

図3. むし歯の原因

病状と進行

初期のむし歯（エナメル質の範囲：C1）は痛みがありませんが、放置すると徐々に進行します。象牙質（C2）や歯髄（神経）（C3）にまで達し、冷たいものや熱いものを食べたり飲んだりすると痛みが出たり（誘発痛）、何もしなくても痛む（自発痛）などの症状が出てきます（歯髄炎）。さらに進行すると、歯髄（神経）は死んでしまい、歯の根の部分に膿がたまり、歯ぐき（歯肉）が腫れたり、痛みが出たり、場合によっては発熱することもあります（根尖性歯周炎）。その後、歯の崩壊は進行し（C4）、歯を抜かなければならなくなります（図4、5）。

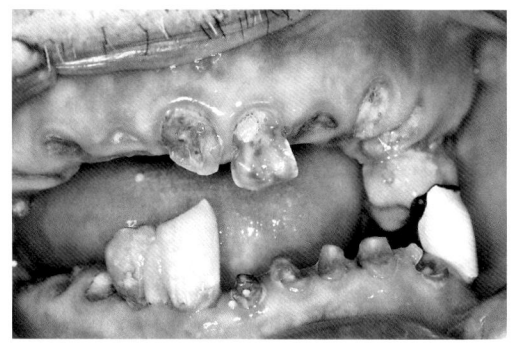

図4. 脳卒中でしばらく歯の治療ができなかった患者さんのお口の状態

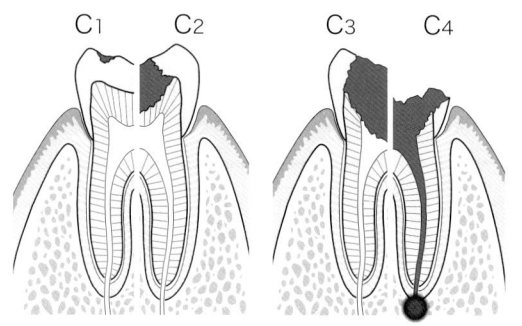

図5. むし歯の進行度

痛みが出る前に歯科を受診すれば、治療時の痛みも少なく、治療費もあまりかかりません。ですから、自宅でできるお口のケア（歯磨きやフッ素の使用）と歯科へ定期受診することが、むし歯の早期発見・早期治療につながります。

6 歯周病の原因および症状と進行

病状と進行

歯周病は、歯周病菌といわれる細菌が歯と歯ぐき（歯肉）の境目に定着することによる感染症であると考えられています。おもな歯周病菌には P.g. 菌（*Porphyromonas gingivalis*）、A.a. 菌（*Aggregatibacter actinomycetemcomitans*）、P.i. 菌（*Prevotella intermedia*）、T.f. 菌（*Tannerella forsythia*）、T.d. 菌（*Treponema denticola*）などが知られていますが、このほかにも数十種類もの細菌が歯周病との関連を疑われており、他の感染症のように1種類の細菌が感染して起こるようなものではないようです。これら細菌はほとんどが口の中の常在菌です。歯ぐきや身体が健康な人の場合には、これらの細菌の比率が少ないのですが、歯磨きが不十分であったり、体調が悪かったりすると、細菌のバランスが崩れて、これら悪玉菌が増加します。これらの細菌が毒素や酵素を放出し、歯ぐき（歯肉）が炎症を起こし、赤く腫れたり、出血したりします。そうなると歯と歯ぐき（歯肉）の間のポケットといわれる溝が深くなり、ますます、嫌気性菌である歯周病菌が増加します。

また、歯周病は生活習慣病とも言われており、食習慣や喫煙、ストレスなどの環境因子により影響を受

けます。また、肥満・高血圧・動脈硬化・糖尿病などのメタボリックシンドロームと関係があるといわれています。さらに、骨粗鬆症、遺伝性疾患、染色体異常（ダウン症等）などの全身的因子が身体の免疫力や抵抗力に影響を与えて、歯周病が発症したり進行したりするのです。また、薬物等（抗てんかん薬、降圧薬等）の副作用により歯ぐきが腫れる（歯肉増殖）こともあります（図6）。

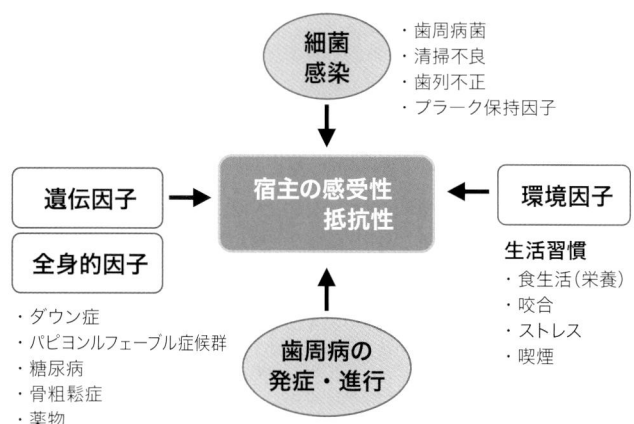

図6．歯周病の原因と発症・進行

病状と進行

健康な歯ぐきは、ピンク色で硬く引き締まっていて、歯を磨いても出血しません（図7）。歯周病の初期症状は、歯ぐき（歯肉）が赤く腫れているので、歯磨き時に歯ぐき（歯肉）から出血する程度です。この段階は、歯肉炎といい、歯ぐき（歯肉）に限局した炎症ですので、歯の汚れや歯石を除去すれば治ります。しかし、放置しておくとやがて歯を支えている骨（歯槽骨）が減少し、歯が動揺したり、物がつまりやすくなったりします。歯ぐき（歯肉）が下がり、歯根が露出して、冷たいものがしみてきたりします。この段階を歯周炎といい、歯科医院でしっかりと治療をしないと治りません（図8）。進行している場合には、外科治療や再生治療が必要になる場合もあります。さらに進行すると、物が咬めなくなりやがて自然に抜けてしまうこともあります（図9）。

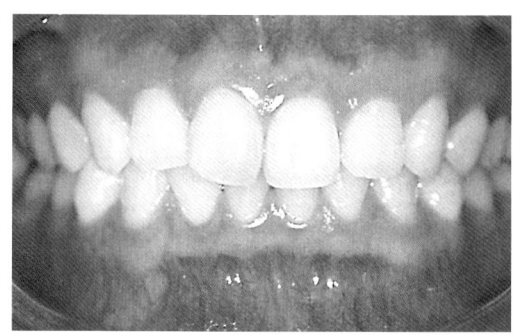

図7．健康な歯ぐき（歯肉）

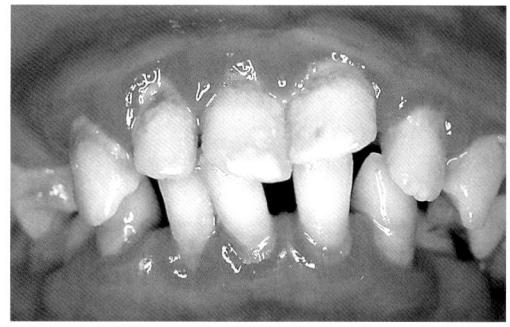

図8．進行した歯周病

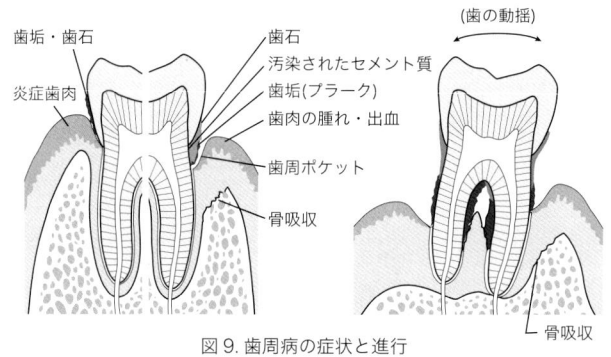

図9.歯周病の症状と進行

7 歯周病のチェックポイント

次のような症状があったら、歯周病の可能性があります。

> □ 朝起きたときに、口の中がネバネバする。
> □ 歯磨きのときに出血する。
> □ 硬いものが咬みにくい。
> □ 口臭が気になる。
> □ 歯ぐき（歯肉）がときどき腫れる。
> □ 歯ぐき（歯肉）が下がって、歯と歯の間にすき間ができてきた。
> □ 歯がグラグラする。

また、次のような方には、歯周病が起こりやすいことが知られています。

> □ 45歳以上の方
> □ 喫煙者
> □ 妊娠中
> □ 糖尿病にかかっている方
> □ 歯磨きの悪い方

これらにあてはまる方は、歯周病のリスクが高いといわれています。一度、歯科医院で詳しい検査を受けることをお勧めします。

※厚生労働省のe-ヘルスネット（福岡歯科大学総合歯科　内藤 徹）より転載

8　歯周病と全身の健康の関係

　最近、歯周病は健康に悪影響をおよぼすことが明らかになってきました。歯周病菌が産生する毒素や炎症を引き起こす物質は、歯周病の病巣から血液中に入り、全身に影響をおよぼす可能性があります。

　昔から、重度の糖尿病の人やヘビースモーカーは歯周病になりやすいといわれていました。歯周病のリスクを高める病気は、糖尿病の他に、骨粗鬆症、HIV感染症、白血球機能低下症などが挙げられます。

　一方、歯周病が悪影響をおよぼす病気には、脳血管障害、動脈硬化、心疾患、関節リウマチ、肺炎、糖尿病、早産・低体重児出産等が挙げられます（図10）。

　これらのことから、**歯は健康の元、歯周病は万病の元**ということが言えますね。

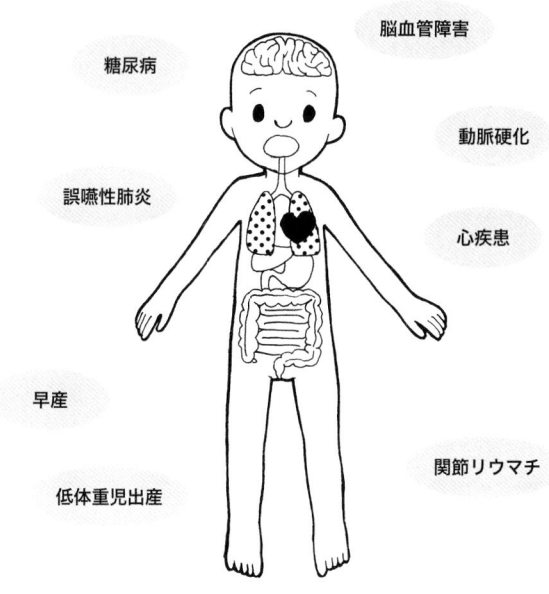

図10. 歯周病が悪影響をおよぼす病気

9　障がいのある方はむし歯や歯周病が多いのか？

　平成23年に長崎県のある知的障害者施設の入所者や通所者を対象に歯科検診を行いました。その結果、むし歯のある方が約6割、歯周病にかかっている方は約8割以上でした[1]。

　また、お口の清掃状態はあまり良くなく、汚れや歯石が沈着している方が多いという結果でした[1]。障がいがあるためにご自身によるお口のケアが困難だったり、介助者によるケアも不十分であれば、当然の結果であると思います。歯科医院へ受診し、ブラッシング指導やプロフェッショナルなケアをしていれば、障がいのある方（特殊なケースを除けば）でも、むし歯や歯周病にかかる人の割合は健常者と差はないはずです。

　しかし、障がいの種類によっては、歯や歯ぐきの病気には特徴があります。障がい別の特徴や対応法を知っておくとお口のケアや歯科受診の際に役に立つと思います。

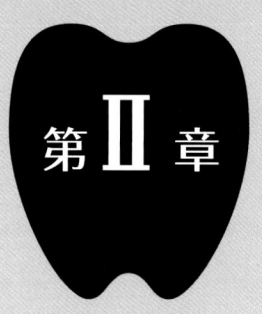

第Ⅱ章

障害別歯科疾患の特徴と対応法について

第 II 章 障害別歯科疾患の特徴と対応法について

1 発達障害（自閉症）

　発達障害とは、脳の機能障害が関係する生まれつきの障害です。発達障害がある人は、コミュニケーションや対人関係を作るのが苦手です。また、パターン化した行動やこだわりがあります。発達障害には、①重度の自閉症や言葉の遅れはないが、自閉症の特徴をもつアスペルガー症候群などが含まれる自閉スペクトラム症（ASD）、②注意欠如・多動症（AD/HD）、③特異的学習症（SLD）の3つの疾患があります（図11、米国精神医学会の精神疾患の診断分類「DSM-5, 2013年」）。

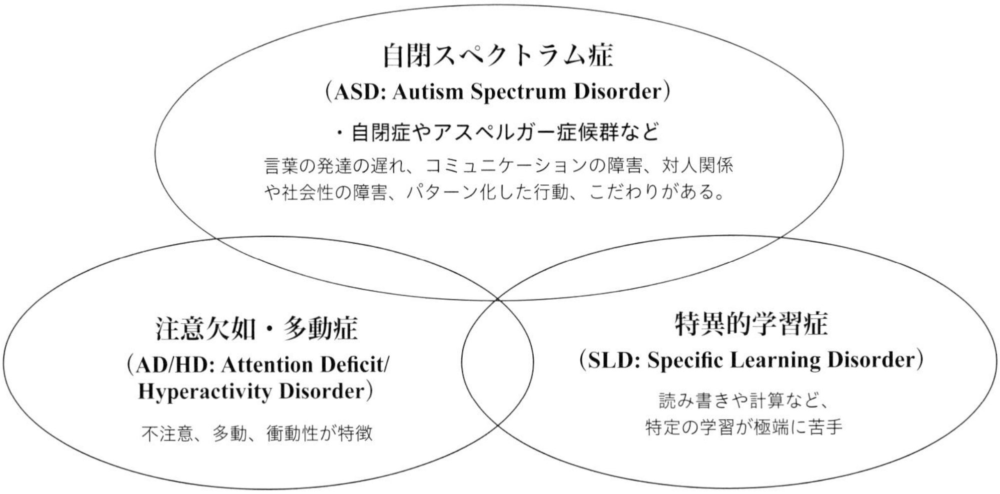

自閉スペクトラム症
（ASD: Autism Spectrum Disorder）
・自閉症やアスペルガー症候群など
言葉の発達の遅れ、コミュニケーションの障害、対人関係や社会性の障害、パターン化した行動、こだわりがある。

注意欠如・多動症
（AD/HD: Attention Deficit/Hyperactivity Disorder）
不注意、多動、衝動性が特徴

特異的学習症
（SLD: Specific Learning Disorder）
読み書きや計算など、特定の学習が極端に苦手

図11. 発達障害

　本稿では、自閉症について記載します。

1）発達障害（自閉症）児・者の口と歯の特徴

①自閉症は、対人関係やコミュニケーション能力などに問題があり、自立清掃が困難な場合が多いようです。そのため、口腔清掃状態が不良になりやすく、むし歯や歯周病にかかりやすいようです。

②歯の形態の異常や歯の数の異常を伴うことがあります。

③特有の歯並びや咬み合わせの異常（開咬、V字型歯列など）を伴うことがあります（図12）。

④自閉症児・者では、特有のこだわりにより、同一部位ばかり磨くため、歯ぐきが下がったり、自傷行為による歯ぐきの傷がみられることもあります（図13, 14）。

⑤口の周囲や中を触られるのを嫌がる（感覚障害：触覚過敏）があるためブラッシングができないケースもあります（図15）。

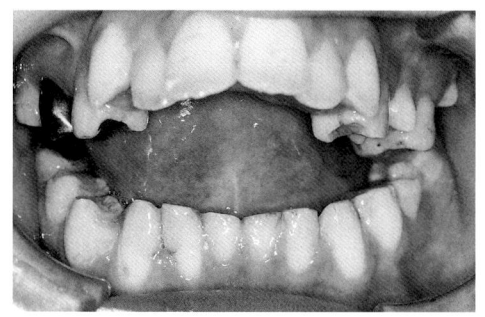

図12. 重度心身障害者の咬み合わせの異常
（開咬：奥歯は咬んでいるが、前歯は開いている）

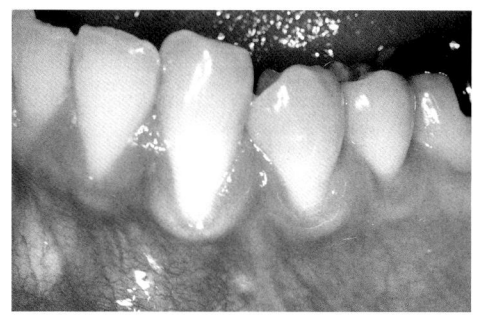

図13. こだわりが強く、同一部位ばかり磨くので、歯ぐきが下がっている

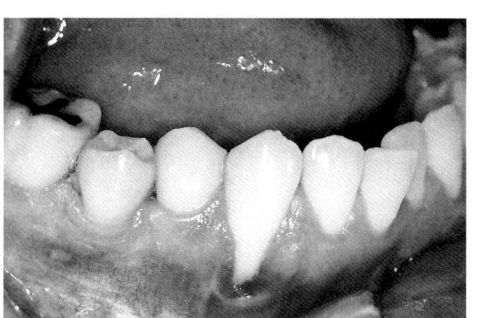

図14. 自傷行為による歯ぐきの傷

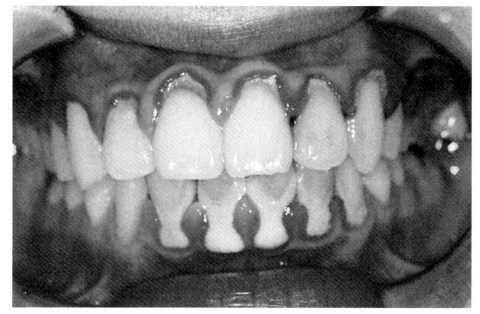

図15. 触覚過敏があり、歯磨きを嫌がり歯石が沈着

2）Kさんの歯周病の改善例

　当診療所に10年以上前から来院している自閉症の男性Kさんは、来院当初は口腔清掃の自立は困難で、母親が介助磨きを行っていましたが、長い時間磨けないので汚れが除去できず、歯ぐきが悪くなり、出血しやすい状態（軽度歯周炎）でした（図16）。

　そこで、月に1回来院して頂き、歯科衛生士による専門的なケアを行いました。また、自宅では、短時間で効率よく磨くために、電動歯ブラシを使用して介助磨きをして頂いたところ、口臭が無くなり、健康的な歯ぐきになったので、母親のモチベーションが上がり、さらに一生懸命に介助ケアするようになりました（図17）。

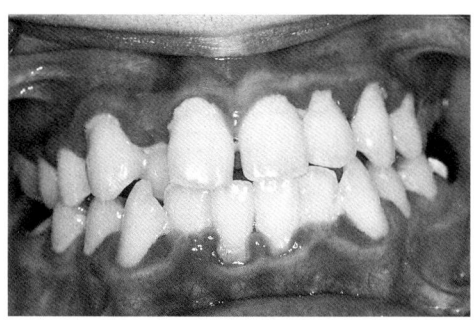

図16. 初来院時の歯ぐきの状態

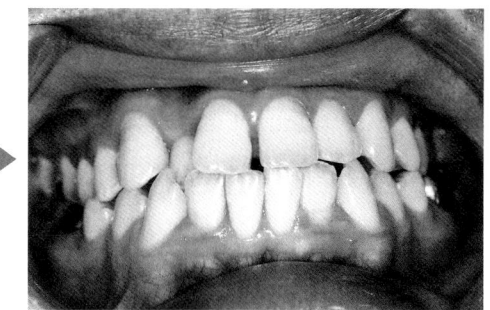

図17. 改善した歯ぐき

2 発達障害（自閉症）児・者の特性と歯科治療における配慮

　ここでは、自閉症をはじめとする発達障害児・者の歯科治療における配慮について感覚面を含めてお話しします。

1）自閉症の特性と歯科治療の困難性について

　自閉症児・者は、医療面で問題となる様々な特性を持っています。

（1）言葉や理解力の遅れ

自閉症児・者の歯科治療の適応性には、発達レベル（特に理解力やコミュニケーション能力）が強く関与しています（長田ら、2004）[2]。発達レベルが低いと歯の痛みをどう表現すればよいかわかりません。そのため、落ち着きがなかったり、食欲がなくなったり、唇を咬んだり、歯ぐきを引っ掻いたりする自傷行為が見られることもあります。また、治療の意味や抽象的な表現や長い説明などが理解できない場合も、不適切な行動を取ることがあります。

（2）イメージや見通しが持てない

見えないものや経験がないことを想像するのが苦手なので、歯科の診療は、自分では見えないので不安になりやすいようです。また、見通しが持てないので、治療で何をされるのか、いつ終わるのか不安になりやすいようです。

（3）嫌な記憶が残りやすい

記憶力が良く、特に怖かったり、痛かったりした嫌な記憶はよく覚えていて診療所に入れない場合もあります。

（4）こだわりが強い

いつも同じ治療台でなくては座らない、同じ手順でないと治療が出来ない、同じ先生でないと嫌がる、同じ部位ばかり磨くなど、こだわりが強いと治療に支障をきたします。

（5）感覚の問題

感覚刺激に関して独自の感じ方をします。敏感だったり、鈍感だったり、特定の感覚刺激を苦痛に感じることや反対に好きな刺激には没頭してしまうこともあります。われわれの行った研究では、歯科治療が困難であった患者群の84％に感覚の偏りがあることが分かりました（長田ら、2006）[3]。特に、歯科診療では、触覚や聴覚に敏感だと支障をきたします。

2）自閉症の方の歯科治療時における配慮（長田, 2013）[4]

　歯科治療に不適応な行動をとる知的障害（精神遅滞）や自閉症児・者に対して必要な歯科治療を安全で確実に行うために、われわれ歯科医は患者さんの発達レベルなどに応じて、以下のような様々な方法で、行動調整を行っています。

(1) 心理的アプローチである行動変容法（行動療法）
(2) 身体的アプローチである体動コントロール法（手や器具による抑制）
(3) 薬理的アプローチである精神鎮静法（笑気ガスや鎮静剤の使用）や全身麻酔法による治療

　また、前述したような様々な特性に応じた対応が必要となります。

具体的には・・・・

① こだわりの強い場合→治療椅子やスタッフを固定化し、治療もいつもの手順を守って行います。
② 落ち着きがなく、環境に左右されやすく、混乱しやすい場合→個室で行うと落ち着くことが多いようです。個室がない場合には、パーテーションで仕切ったりします。また、混乱させないように、治療台の周囲には必要な器具以外は置かないようにし、最小限の器具や材料を順番に並べるなど配慮して情報の整理を行います（図18）。

第Ⅱ章　障害別歯科疾患の特徴と対応法について

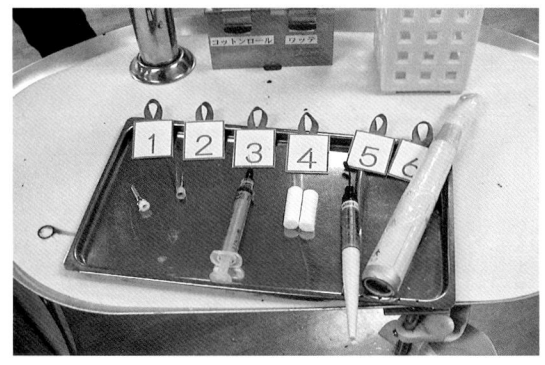

図18. 使用する器具を順番に並べて、終わったら箱に入れる（情報の整理とワークシステムの応用）

③言語理解が低い場合→使用する器械・器具の実物、絵、写真などで説明すると分かりやすくなります（Tell-Show-Do 法）。

④時間の流れの把握が難しい場合→「どこに行くのか」、「今日は何をするのか」、「次に何をするのか」「いつ終わるのか」などが分からず、見通しが持てないと不安になりますので、構造化を行い、分かりやすい形で情報を伝えます。

・場所については、→個室での診療、または、パーテーションで周囲が気にならないよう隔壁します（物理的構造化）。

・始めと終わりを明確にします。また、治療の手順については、絵カード、写真カードなどを用い、流れや見通しを立たせます（視覚的構造化）（図19）。

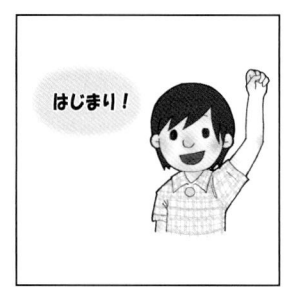 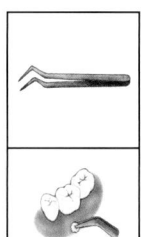 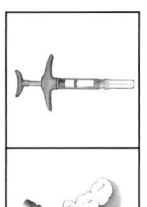 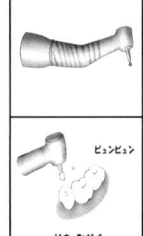 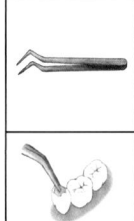 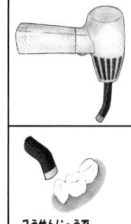

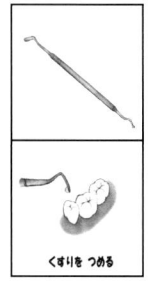 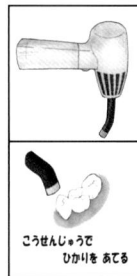 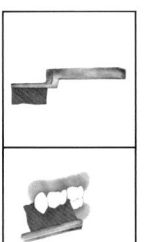 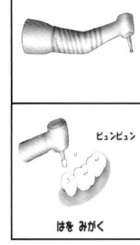 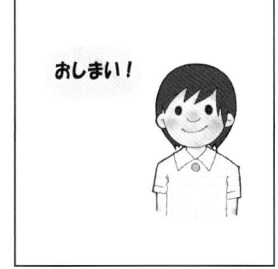

図19. 治療手順の絵カードの利用（視覚的構造化）

23

・時間については、「もう少しで終わるよ」などと抽象的な表現は苦手なので、「10 数えたら終わるからね」と具体的あるいは視覚的に示します（具体化）。→砂時計、キッチンタイマー、タイムログ、タイムタイマー等を使用します（図20）。
・変化や変更には弱いが、同じことには強いので、治療の中でいつも決まった流れやパターンを作る（習慣化）。などの配慮が必要です。

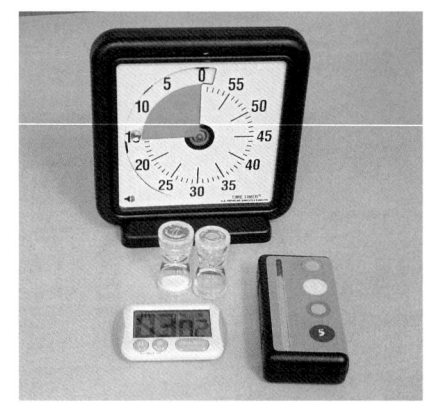

図20．時間の流れを視覚的に支援するツール

⑤個々の感覚過敏に対する治療面での配慮
歯科診療では、各種感覚に敏感であると支障があります。
聴覚：歯を削る器械や歯石を除去する器械、吸引器などの医療器具が発生する音に敏感（聴覚過敏）な方が多いようです。
【対応法】音や振動の少ない治療器具を用いたり、イヤープラグ、イヤーマフ、ヘッドホンなどを使用します。
触覚：治療時に、口の周囲を触れたり、歯ブラシや治療器具を口に入れたりすることを嫌がることが多いですが、これは、触覚過敏（触覚防衛）が原因です。特に前歯の歯ぐきや口唇を触れるのを嫌がることが多いようです。
【対応法】過敏の除去（脱感作）療法（手指の腹で過敏部に圧刺激を加える）を行います（後述P74）。
痛覚：麻酔注射の痛み、歯を削る時の痛み、歯石を取る時の痛みなどに敏感で、歯科治療が遂行できないことが多いです。
【対応法】予め表面麻酔を行ってから局所麻酔をするとスムーズに治療できることが多いようです。

視覚：ライト、注射器などの先端の鋭利な器具を見た瞬間手で払いのけたりすることもあります。
【対応法】光が目に入らないようにペンライトを使用したり、サングラスを使用したりします。歯科受診が初めてでも、注射を嫌がるのは、乳幼児期の予防接種に痛みなどの嫌な記憶が残っているためと思われます。注射器を見せない、注射器の形をしていない麻酔器の使用などの配慮が必要です。
嗅覚・味覚：嗅覚や味覚に敏感ですと偏食につながったりしますし、歯科で使う薬剤の匂いや味にも敏感なことが多いようです。
【対応法】刺激の少ない薬剤を使用したり、好きな味の歯磨剤を使用したりします。
固有受容覚：治療器具による振動や圧迫を嫌うことも多いようです。
【対応法】振動の少ない器具を使用します。逆に、電動歯ブラシが好きな場合もあります。この場合は好都合です。
前庭覚：歯科治療時に治療台を倒したりする操作が苦手なこともあります。
【対応法】予め、治療台をベッドのように倒しておくなどの配慮が必要です。

3）まとめ

　自閉症をはじめとする発達障害児・者は、歯科治療が困難である場合が多いようです。しかし、自閉症の特性や発達レベルを知り、個別に対応すれば時間は少しかかりますが、やがて治療が出来るようになります。また、歯科治療は、様々な感覚刺激が多く、急に受け入れることが苦手なので、定期的に歯科を受診し、むし歯ができないように予防することが大切です。定期受診を繰り返せば、スケジュールに入れられますし習慣化しますので、自閉症児・者でも受け入れやすいと思われます。その結果、歯科のイメージが変わり、歯科が好きになって頂ければ幸いです。

> 長崎県口腔保健センターのホームページでは視覚ツールが掲載されており、
> 無料でダウンロードできますのでご利用下さい。
> http://www.nda.or.jp/center/visualsupporttool2.html

4）自閉症のUさんの歯科治療について

　患者さんは、むし歯の治療を目的に来院した12歳の女性Uさんです。近くの歯科医院で押さえられて（身体抑制）治療を受けてから歯科嫌いとなり、知人の紹介で当診療所を受診しました。障害は、自閉症で、発達年齢は、移動運動・手の運動・基本的習慣が4歳8ヶ月、対人関係が2歳、発語が3歳、言語理解が4歳レベルでした。

　初来院時の様子は、最初は呼びかけにも応じず、診療室にも入らなかったのですが、その後、治療台（ユニット）に座り、歯磨きと検診までは可能でした。お口の清掃状態は不良で歯石の沈着も多く、歯ぐきは赤く腫れていて、多数の歯が初期むし歯（脱灰）で、下の奥歯に2本むし歯がありました。また、小児科などの医療機関での予防接種や採血、歯科での局所麻酔をとても嫌がっていたそうです。また、感覚の偏りも強く、聴覚や触覚に過敏があり、絵や写真に興味が強く（視覚優位）落ち着きのない子どもでした。

　Uさんの特性を考慮し、治療を行いました。

（1）トレーニングについて（行動療法）

　抑制治療の嫌な経験がありましたが、発達レベルから行動療法が可能と思われましたので、数回トレーニングを行いました。

①こだわりがあるので、診療台や担当の歯科衛生士を固定しました。
②写真や絵が好きなので、当診療所で作成した視覚的支援ツールを使用して検診や専門的な歯面清掃、予防処置の手順を決め、パターン化してトレーニングをしてみました。出来たら褒めます。彼女は才能があり、一度絵カードで治療手順を見せたら、自宅で治療手順の絵カードを直ぐに作成し次回来院時から持ってきました（図21）。
③触覚過敏については、口の周辺を触れることにより脱感作療法を行ったところ、時間はかかりましたが、やがて過敏はなくなりました。
④聴覚過敏については、なるべく音や振動の少ない器具を使用し、言って見せて行う（TSD: Tell. Show.Do 法）を応用しました。

（2）歯科保健指導としては

①生活の中で歯磨きをパターン化しました。
②こだわりを利用して、磨く順序を決め、絵カードを利用しながら指示磨きを行う様に指導しました。
③時間に関しては、10カウント法（数を10数える）が有効なので応用しました。
④主介護者である母親にあまり負担がかからない

ように指導しました。

（3）治療内容

症状のあるむし歯はないので、簡単な予防処置から行い、その後治療に移行する計画を立てました。

①専門的歯面清掃は、回数がかかりましたが、何とかできるようになりました。ただ、鋭利な器具は使用できませんでした。

②予防処置（シーラント）も回数を重ねれば、何とか可能になりました。

③削って詰める治療は、何度かトライしましたが困難でしたので、点滴に鎮静薬を入れて緊張を和らげる方法（静脈内鎮静法）を用いて行いました。

④現在は、定期健診中ですが、むし歯のリスクが高いため、短かい間隔で来院してもらっています。

本人は、歯科受診が楽しみのようなので、母親も大変喜んでいます。

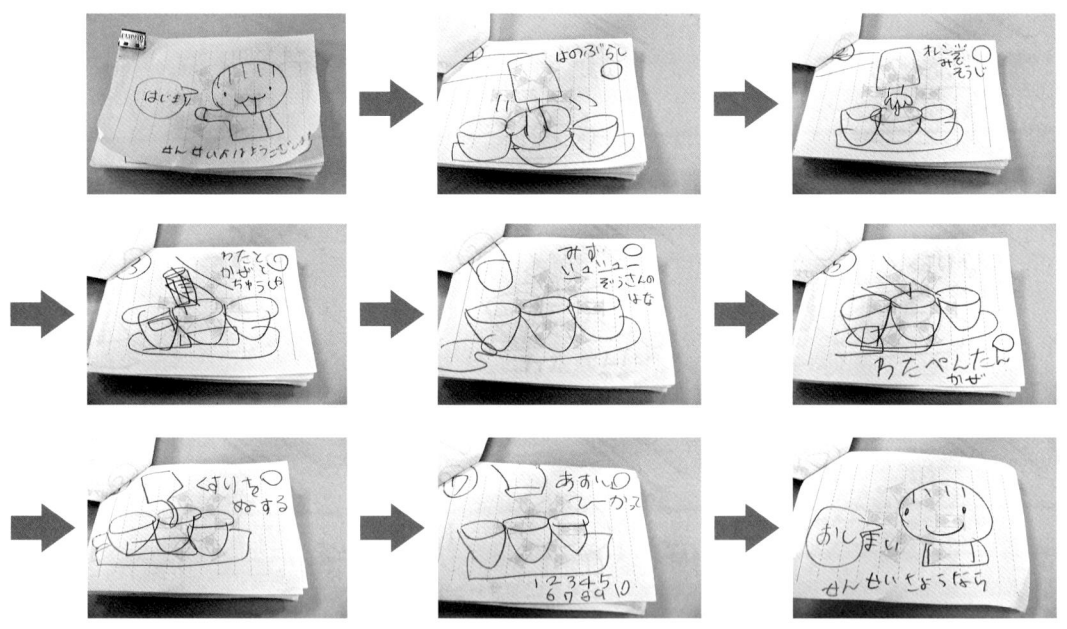

図21．予防処置の手順を自分で書いた絵カード

3　知的障害（精神遅滞）

知的障害（精神遅滞）は、発達期に発症し、概念的・社会的・現実的領域において、知的機能と適応機能が欠如している状態と定義されています（DSM-5, 2013）

知的障害（精神遅滞）は、染色体異常、代謝異常など原因は様々であり、発生頻度は人口の約1％です。

1）知的障害（精神遅滞）の方の口と歯の特徴

口の清掃状態にもよりますが、むし歯（未処置）は多く、歯の形態異常や歯数の異常を伴うことがあります（円錐歯、矮小歯や過剰歯、先天的欠如歯）。

また、歯並びや咬み合わせの異常、食べる機能や言葉の問題があげられることもあります（図22, 23）。

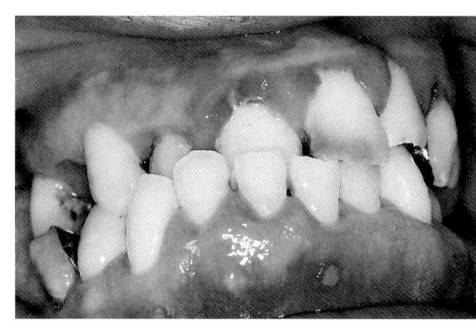
図22. 初来院時：歯ぐきは腫れ、
むし歯もあり、咬み合わせも悪い

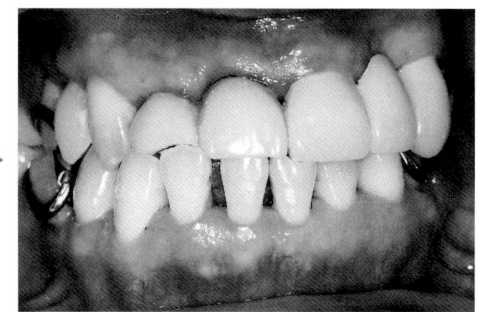
図23. 治療後：歯ぐきも締まり、
咬みあわせも改善しました

2) 知的障害（精神遅滞）の方の歯科治療時における配慮

　知的障害（精神遅滞）の方は、理解力、記憶力、注意力などが乏しく、歯科治療への適応行動が得られにくい場合が多いようです。まず、発達検査を実施し、言語理解、言語表出・表現、日常生活動作の自立度などを把握します。その結果により、患者の歯科治療に対するレディネス（準備性）について知り、発達レベルに応じた対応（前述の行動調整法）を行います。

　本稿では、染色体異常として代表的なダウン症について記載します。

3) ダウン症

　ダウン症は、21番目の染色体が3つになることで生じる疾患で、染色体異常の中で最もよくみられます。知的障害とともに顔をはじめとする様々な身体的特徴があります。

　発生頻度は、700〜1000人に1人の割合で生まれ、高齢出産により発生頻度は高くなります。

　身体的特徴は、頭が短く（短頭）、つり上がった目（眼裂斜上）、目と目の間が広い（眼間離開）、鞍状の鼻、低身長、肥満傾向、低緊張、頸椎の異常などがみられます。

　また、合併症としては、先天性心疾患（心室中隔欠損症など）、消化器奇形、白内障、白血病、甲状腺機能異常、早期退行などがあります。

(1) ダウン症の方の口と歯の特徴（図24, 25）

①乳歯の生え換わりが遅く、また、永久歯が先天的に欠如していることが多いです。
②乳歯や永久歯の萌出が遅い場合があります。
③咬み合わせの異常が見られることが多いです（反対咬合や交叉咬合など）。
④上あごが凹んでいる（高口蓋、狭口蓋）ことが多いです。
⑤舌が大きくて、溝がある場合が多いです。
⑥口唇が乾燥して、亀裂が見られることが多いです。
⑦早期から歯周病になり、重度化しやすい方が多いようです。
⑧歯の根が短いので歯周病が進行すると歯の喪失が早いようです。
⑨10歳代のむし歯は少ないですが、20歳以上では健常者と変わらないようです。
⑩低緊張のため、いつも口が開いて舌が出ています。このため、食べこぼしや丸飲みが多くみられます（摂食機能障害）。

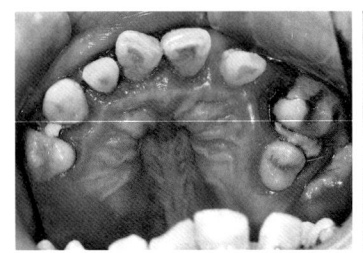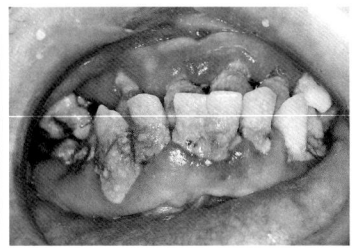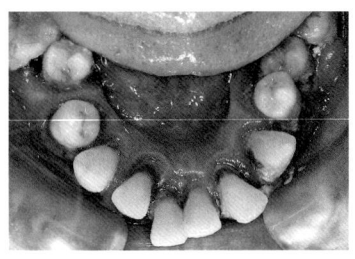

図24. 50代のダウン症の患者さんの口腔内の状態：歯ぐきは腫れ、歯石は沈着し、歯は動揺している。咬み合わせの異常（反対咬合）や上あごが深くて狭い（高口蓋、狭口蓋）特徴がみられる

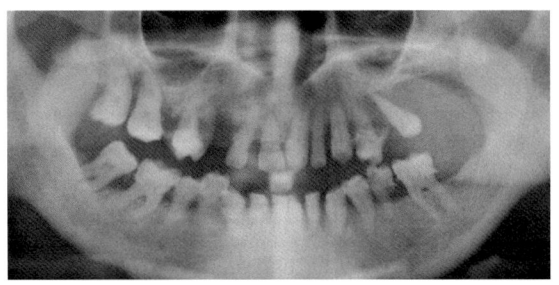

図25. 顎のX線写真。歯を支えている骨（歯槽骨）が少なくなっている

（2）ダウン症の方の歯科治療時における配慮

①一般的には、穏やかで人なつこいところがあり、歯科治療に対しては、協力的なことが多いようですが、反面、頑固な面もあり、場面に応じて拒否行動が出ることもあります。

②基本的には、優しく温和な態度で接します。また、術者ペースよりは、本人ペースで接するようにしています。

③知的障害がありますので、発達レベルに応じた行動調整法が必要となります。

④心疾患や他の合併症が多いので、担当の小児科や内科との連携が必要なことがあります。例えば、先天性心疾患のある場合には、治療前後に抗菌薬を服用してもらい、感染性心内膜炎の予防を行うことがあります。

⑤歯周病の発症や進行を防ぐために、早期から歯周病を予防することが大切です。

⑥丸飲みなどの食事時の異常パターンが定着しないように、早期からの食事指導や筋機能訓練なども必要となります。

⑦入れ歯（義歯）のバネやブリッジの土台の歯が動揺してしまうことがありますので注意が必要です。

（3）ダウン症のNさんの歯科治療の実際

初来院時39歳の男性Nさんは知的障害があります。重度歯周炎に罹っていて、むし歯も多数あります。自力で清掃は難しく、母親が介助磨きを行っていましたが、頑固な性格で嫌がり、殆ど磨けていない状況でした。口の状況は、ぶくぶくうがいができず、下の前歯の部分に触覚過敏があり、清掃状態が悪いので、歯石が多量に沈着して、歯周病は進行し、歯を支えている骨（歯槽骨）は少なくなり、歯は動揺していました。また、むし歯も多発している状況でした（図26, 27）。

そこで、歯周病治療として、ブラッシング指導と歯石の除去を行い、また、むし歯の治療も行いました。歯ぐきの状態はあまり改善しなかったので、細菌検査を行ったところ、歯周病菌（Pg菌、Tf菌）が高比率で検出されましたので、治療の前後に、これらの細菌に効力のある抗菌薬（アジスロマイシン）を服用してもらい、局所麻酔下で一度に歯石を除去

第Ⅱ章 障害別歯科疾患の特徴と対応法について

するという新しい歯周病治療を行いました。その結果、歯ぐきは改善されましたが、清掃状態が悪いので、再発しないように短い間隔で来院していただき、歯科衛生士による専門的な清掃を行っています（図28、29）。

初来院時のNさんの口の状態

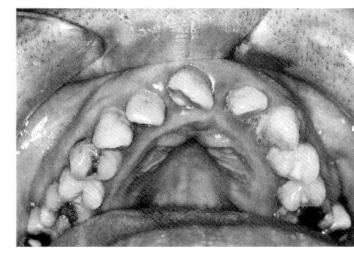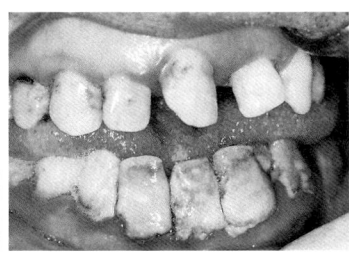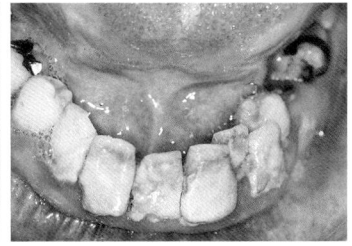

図26. 歯ぐき（歯肉）は赤く腫れ、歯石が多量に沈着して、動揺歯も多く、歯周病が進行している

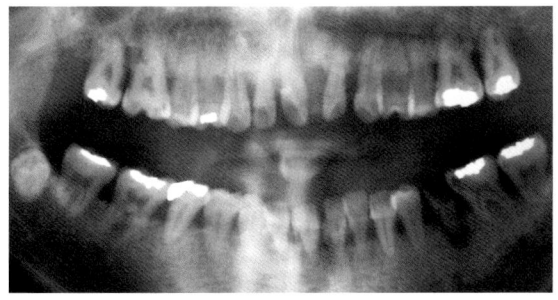

図27. 歯を支えている骨（歯槽骨）は半分以下になってしまい、むし歯も多い

定期健診時のNさんの口の状態

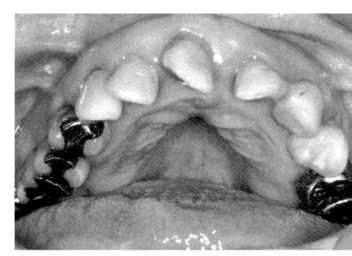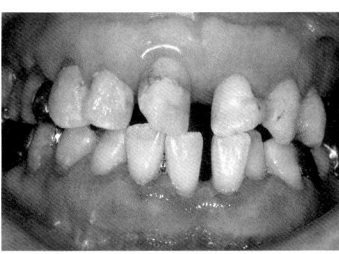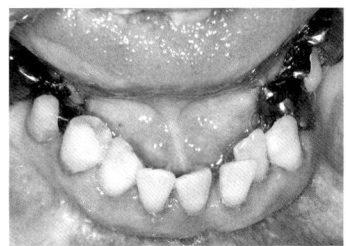

図28. 治療後の口の状況：歯ぐき（歯肉）は改善して、歯の動揺も減少したが、清掃状態があまり良くないので、ブラッシング時に出血する部位がある

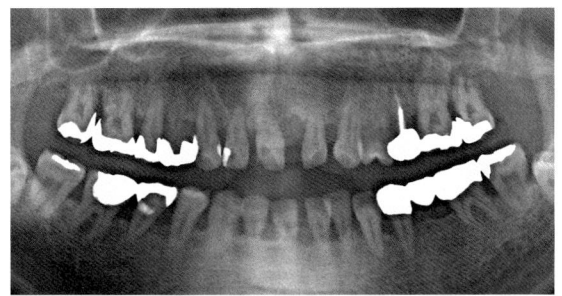

図29. 歯を支えている骨（歯槽骨）の状態も安定し、むし歯の治療も終了した

4 脳性麻痺

脳性麻痺は、命ができてから、生後1ヶ月位までの間に生じた脳の病変（低酸素状態や出血、感染などにより、脳の一部が損傷を受けた場合や脳の先天的な発育障害による場合）に基づく運動と姿勢の異常です。また、脳性麻痺に重複する障害としては、言語障害、咀しゃく・嚥下障害、知的障害、てんかんなどがあげられます。

1) 脳性麻痺の方の口と歯の特徴

①手の麻痺あるいは筋の緊張のため、ブラッシング時に細かい動きや力加減などがコントロールしづらく、自力での歯の清掃が難しいので口の清掃状態が不良になりやすく、むし歯や歯周病にかかりやすいようです。

②顎の不随意運動や筋緊張による咬みしめや歯ぎしりにより、歯の摩耗・動揺・傾斜・破折（神経のない歯の場合に多い）することがあります（図30, 31）。

③歯並びの異常（狭窄歯列弓）や咬み合わせの異常（開咬）が多いようです（図32）。

④抗てんかん薬服用者では、歯ぐきが腫れる（歯肉増殖）こともあります。

⑤顎のコントロール不全があり、開口の調節や口唇閉鎖が難しいので、食べ物の取り込みや処理、飲み込みに問題があることが多いです（摂食・嚥下機能障害）。

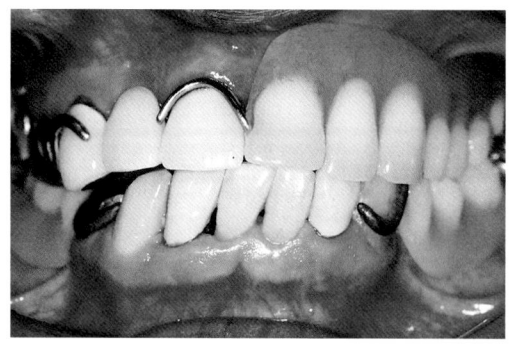

図30. 筋の緊張が強く歯の軸がずれている

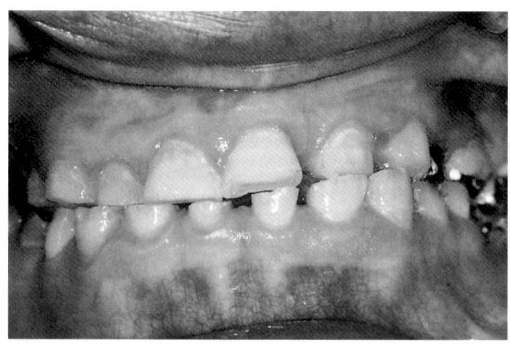

図31. 歯ぎしりによる歯の咬耗

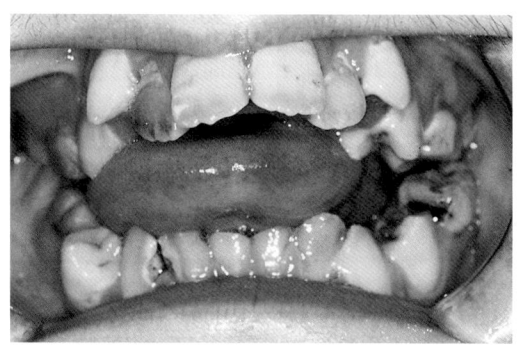

図32. 咬み合わせの異常（開咬と多数歯むし歯）

2) 脳性麻痺の方の歯科治療時における配慮

① 通常、患者さんは水平に寝た状態で治療を行いますが、脳性麻痺の方は、この体位ですと身体の反り返り（原始反射：緊張性迷路反射、非対称性緊張性頸反射、驚愕反射、咬反射）や、不随意運動が生じやすくなります（図33,34）。そこで、緊張を抑制する姿勢（反射抑制姿勢：頭部を前屈し、手を前で組み、腰や膝を曲げた姿勢）にすると、緊張が無くなり、異常反射や不随意運動も軽減されます（図35）。また、優しい声かけなど精神的なリラクゼーションを行い、緊張を和らげます。

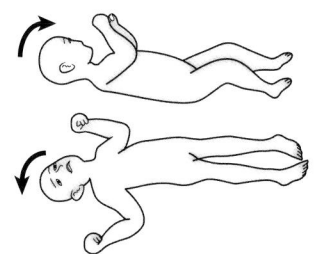

・頸の支持がなくなると誘発される
・弓なりに身体を反らす

図33. 原始反射（緊張性迷路反射）

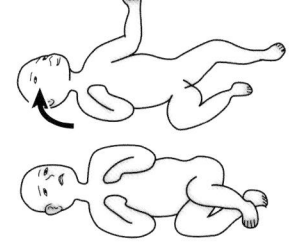

・頸の位置が正中線からずれたり、横を向いたりすると生ずる。
・向けた側の上下肢が伸展し、反対側が屈曲する。

図34. 原始反射（非対称性緊張性頸反射）

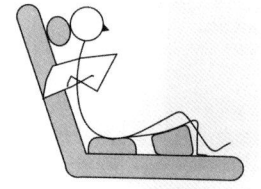

キーポイント：
頭部、肩甲帯の前屈、
股関節、膝の屈曲、
骨盤の固定

図35. 反射抑制姿勢

② 身体の拘縮や変形のある場合には、姿勢が不安定になりやすいので、タオルなどで安定した体位になるようにします。
③ 本人が予期しない音や光や接触などの刺激により、体動や反り返りが生じます（驚愕反射）。また、いきなり、口の中に歯ブラシや治療器具を入れると咬んでしまうことがあります（咬反射）。事前に治療の手順を説明したり、器具を使用する場合には予告することにより、安心するので異常反射を防止できます。
④ 緊張が強いと、入れ歯（義歯）が破折することがありますので、金属で補強するなどの配慮をします（図36）。
⑤ 歯ぎしりが著しい場合には、マウスピースなどを作成し、装着して頂きます（図37）。
⑥ 緊張が強いと息こらえをしてしまい、呼吸が苦しくなり、チアノーゼを生じる場合がありますので、頻繁に休憩しながら治療を進めています。また、身体の異常を早期に発見するために生体監視装置により安心、安全の治療を心がけています。
⑦ てんかんを合併している場合には、抗てんかん薬による歯ぐきの腫れ（歯肉増殖）が見られることが多いので、他剤に変更するか減量するか検討する必要があります。
⑧ 姿勢のコントロールやリラクゼーションだけでは緊張や異常反射を抑制できない場合、薬剤を用いて緊張を和らげる方法があります。精神鎮静薬を治療の前に服用する（前投薬）、点滴に鎮静薬を注入する静脈内鎮静法、笑気ガスによる鎮静法などがあります。それでも、効果がない場合には全身麻酔で治療を行う場合もあります。

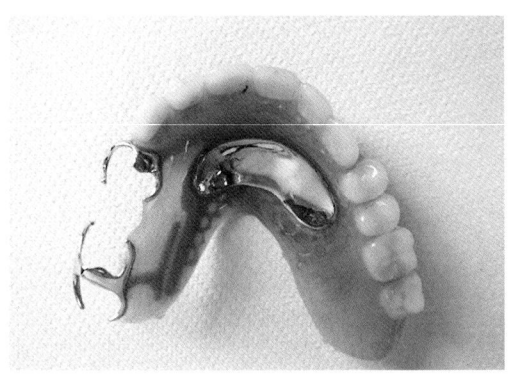
図36. 入れ歯が破折しないように金属で補強する

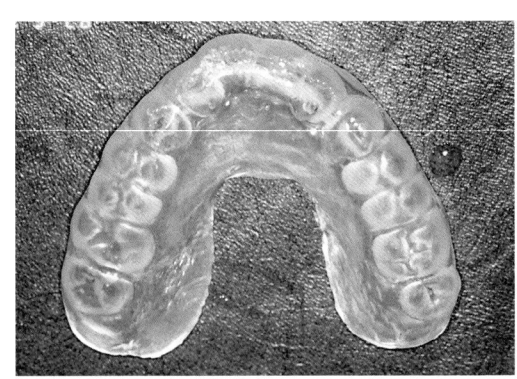
図37. 歯ぎしり防止用のマウスピース

3）脳性麻痺のSさんの重度歯周病の改善例

重度精神遅滞を伴う脳性麻痺の障害者施設入所の45歳の男性のSさんは、自力清掃は困難で、職員による介助磨きも嫌がるため清掃状態は不良でした。比較的若年時から歯周病が進行しており、歯ぐきの腫れ、歯周ポケットは深く、歯を支えている歯槽骨は溶け、歯の動揺も著しく歯も移動していました（図38の左）。細菌検査の結果、歯周病菌であるAa，Pg，Tfという菌が検出され、特にAa.菌は高比率でした。

Aa.菌に効果のある抗菌薬（レボフロキサシン）を服用後、治療に非協力的なため、静脈内鎮静法下で一度に口の中の全ての歯石を除去しました。現在、4年以上経過しますが、深い歯周ポケットの割合も減少し、歯周病菌も検出限界以下位まで減少し、歯ぐきの腫れもなくなり、健康な歯ぐきになりました（図38の右，図.39）（長田ら、2012.）[5]。

この治療例から、抗菌療法と全顎的な歯石除去を併用する歯周治療法は、治療に不適応な障害を有する重度歯周病患者に対して効果的であることが確認されました。

4）障害を有する重度歯周病の方への治療法

口の清掃や歯科治療に協力的でない重度障害児・者に対して理想的な歯周治療を行うことは、われわれ障害者歯科や歯周病の専門医でも現実的には難しいです。身体抑制下で治療や管理を実施しても重度歯周病にかかっている場合には治癒は望みにくく、現状維持か徐々に進行することも多いと思われます。歯周病で歯を失うと歯を連結したり、入れ歯を作ることになりますが、残存歯の清掃や入れ歯の管理ができない場合も多く、やがて歯が無くなり硬いものが咬めなくなり、その結果、丸飲みになりむせたりして口から栄養が取れなくなります。

しかし、重度歯周病にかかっていても残存歯をなるべく保存し、咬めるようにすることが、障害のある歯周病患者のＱＯＬ（生活の質）のためにも重要だと思います。

当センターでは、重度歯周病にかかっている障害児・者を対象に予め抗菌薬を内服してもらい、同時に口全体の歯石を除去する新歯周治療法を行っています[6]。この治療法は、非協力的で体動の著しい患者では、静脈内鎮静法下にて実施しています。

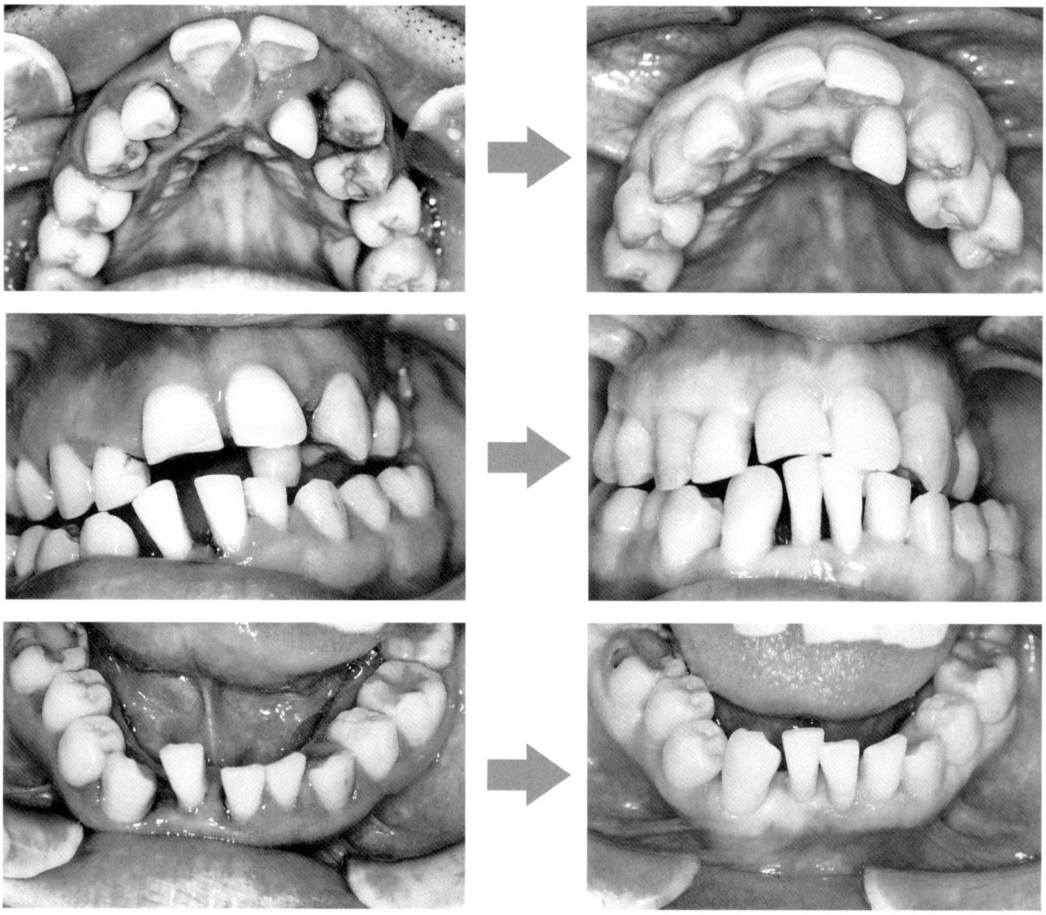

第Ⅱ章 障害別歯科疾患の特徴と対応法について

図38. 重度歯周病患者の治療前後の口腔内の変化

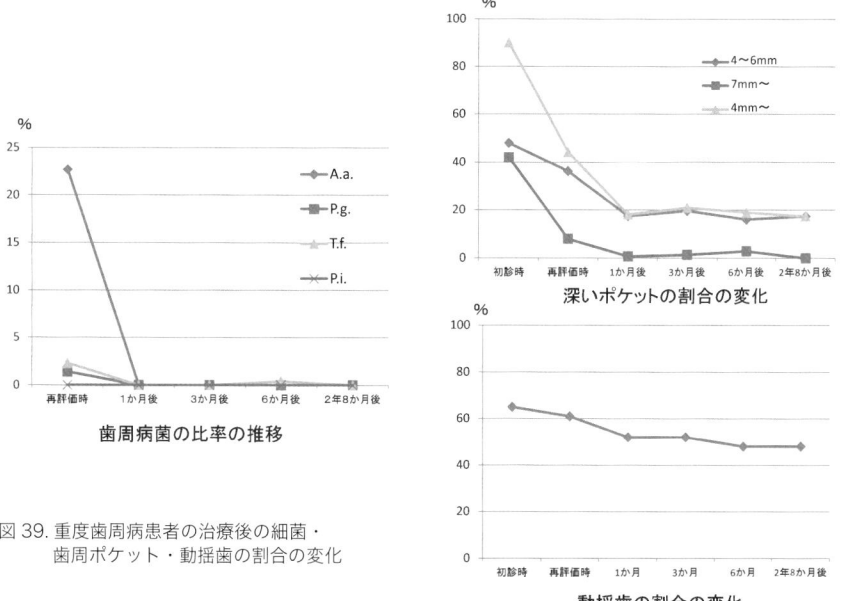

歯周病菌の比率の推移

深いポケットの割合の変化

動揺歯の割合の変化

図39. 重度歯周病患者の治療後の細菌・歯周ポケット・動揺歯の割合の変化

5 てんかん

　てんかんは、種々の原因によってもたらされる慢性の脳の障害であり、てんかん発作を反復する病気です。1,000人あたり6～8人に発症するとされています。小児期から思春期に多くみられますが、脳卒中などが原因で中高年にも発症することがあります。

1）てんかんの方の口と歯の特徴

　てんかん発作時に意識がなくなり転倒し、頭部や顔面だけでなく、口や歯にも外傷を受けることが多いです。そのため、口唇や舌を受傷したり、前歯が折れたり、ぐらついたり、抜けたり、顎の骨が骨折したりもします（図40）。

　また、抗てんかん薬の服用で、眠気やふらつき、歯ぐきが腫れることがあります。特にフェニトインを服用している人の約半数に、歯ぐきの腫れ（歯肉増殖）がみられますので注意が必要です（図41）。

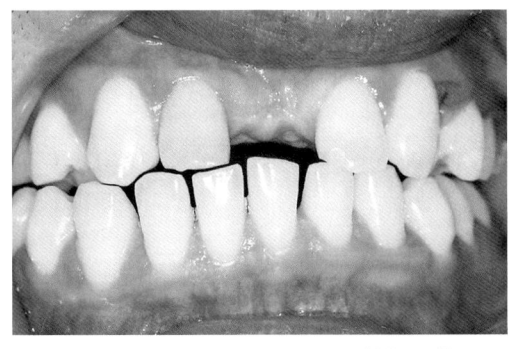

図40．てんかん発作時の転倒による前歯の脱落

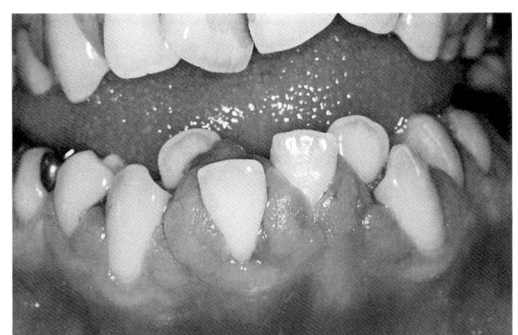

図41．抗てんかん薬による歯ぐきの腫れ

2）てんかんの方の歯科受診時の注意

　てんかんの発作は、睡眠不足や疲労、薬を飲み忘れた、光や痛みなどの刺激により誘発されることがありますので、歯科を受診する際にはこれらの点に気をつけてください。

3）薬の副作用による歯ぐきの腫れ（薬剤性歯肉増殖症）について

　障害のある人は、その障害や病気（合併症）のために、様々な薬を服用しています。その中でも、てんかんの薬や心臓や血圧の薬などを服用している方の歯ぐきが腫れ（歯肉増殖）ていることが多いようです（図42）。

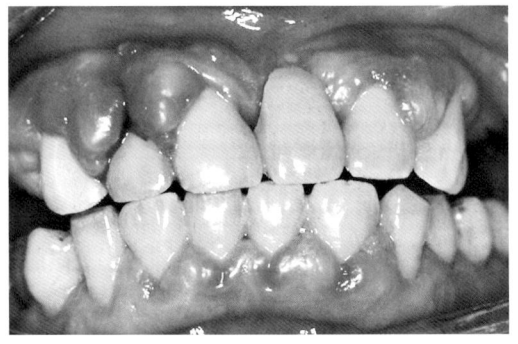

図42．高血圧症治療薬（降圧薬）による歯ぐきの腫れ

（1）薬剤性の歯肉増殖症に関連する薬剤

主に、下記の3種類の薬に歯ぐきの腫れ（歯肉増殖）の副作用があります。
・抗てんかん薬：フェニトイン、カルバマゼピン、バルプロ酸ナトリウムなど
・降圧薬：カルシウム拮抗薬（ニフェジピン、ジルチアゼム、ニカルジピンなど）
・免疫抑制薬：シクロスポリンA

（2）歯肉の腫れの症状と対応法

病状と原因

歯ぐきの腫れ（歯肉増殖）により歯が移動して歯並びが悪くなり、ひどい場合には、歯が歯ぐきの中に埋まってしまい、食事が困難になることもあります。歯ぐきが腫れるメカニズムははっきりとは解明されていませんが、口の清掃状態と関係があり、プラークが歯ぐきの腫れの引き金になっているようです。

治療法

治療法として一番重要なことは、このプラークを除去することです。また、歯石を除去することも必要となります。歯磨きの方法は、歯と歯ぐきのすき間を清掃するとともに、歯ぐきのマッサージを取り入れると良いでしょう。口腔清掃や歯石の除去により、歯ぐきの炎症が取れれば歯ぐきの増殖も徐々に少なくなります。それでも腫れがひどいようでしたら、歯ぐきを外科的に切除する方法もあります。しかし、日常の歯磨きが不十分な場合には、再発してしまうことが多いようです。

予防法

歯ぐきが腫れる副作用のある薬を副作用のない薬に変更してもらうと良いでしょう。また、このような薬を服用し始めたら、徹底的に歯磨きを行うことが重要です。また、年に数回は、歯科医院で定期健診を受け、歯ぐきの検査や必要に応じて歯の専門的な清掃や歯石の除去を行うと良いでしょう[7]。

4）Yさんの歯ぐきの腫れ（歯肉増殖）の治療例

初来院時26歳の障害者施設入所の女性で、障害は、自閉症とてんかんがありました。

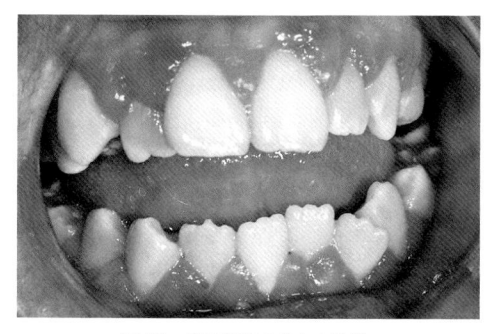

図43．初来院時の歯肉の状態．
歯ぐきの炎症と腫れ（歯肉増殖）が見られる

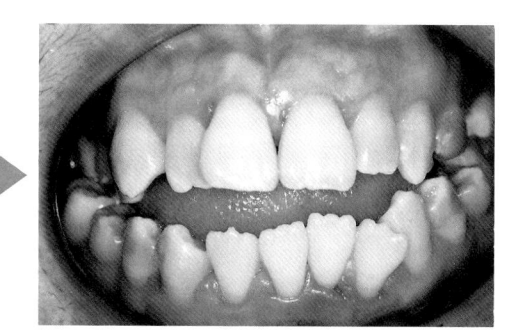

図44．抗てんかん薬を中止し、定期管理中の
歯ぐきの状態（初来院時から12年後）

初来院時は、前歯部の歯ぐきの腫れ（歯肉増殖）が著明で炎症も認められました（図43）。歯ぐきが腫れる副作用のある抗てんかん薬を徐々に減量しながら、5ヶ月後に中止しました。その間に、歯周病の治療を行い、現在、定期的に専門的な口腔清掃と歯石除去を行っており、歯ぐきも改善しています（図44）。

6　精神障害

うつ病、統合失調症、認知症などの精神障害の方は、その症状などから歯科を受診する機会が少ないようです。また、口に無関心な方が多いため、清掃状態は不良となりがちです。さらに、薬の副作用で唾液の分泌が悪くなり、むし歯や歯周病などの歯科疾患にかかりやすく、重度化しやすいようです。その結果、歯や歯ぐき（歯肉）の痛み、またむし歯による歯の崩壊のため食事が取れなくなる場合もあります。本書では、最近、患者が増加傾向にある統合失調症と認知症について記載します。

1）統合失調症
（1）統合失調症の方の口と歯の特徴

統合失調症は、通常、思春期ないし壮年期早期に発症し、慢性期になると意欲や行動、生活能力や対人関係が低下し、生活障害を残すために社会生活が困難になりやすいようです。このような症状のため自主的に歯科を受診する方が少ないようです。また、お口の健康に対しても無関心なため清掃状態は不良となる場合が多いようです。さらに、抗精神薬などの薬剤により唾液の分泌が減り、自浄作用や抗菌作用などが低下するため、むし歯にかかりやすくなるので歯科疾患の有病率は高く、重度化しやすいと思われます（図45）。

歯科治療上の問題点

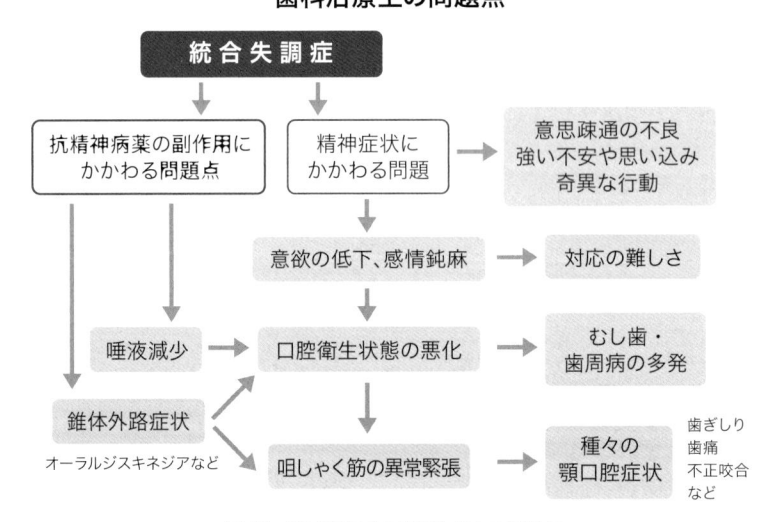

図45．精神障害者の歯科治療上の問題点
（日本障害者歯科学会 編：スペシャルニーズデンティストリー障害者歯科123．医歯薬出版 2009を改変）

（2）統合失調症などの精神障害の方の歯科治療時における配慮
・精神的に不安定な時期や幻聴、幻覚、奇異な行動などの陽性症状が出ている時は、歯科治療が困難であり、歯科受診はなるべく避けたほうが良いでしょう。

- 治療時は優しく愛情を持って接し、また、痛みを与えないように配慮することで精神、身体的にも安定することがあります。
- 治療中にじっとしていられない場合や体動などが見られた場合には、鎮静法や全身麻酔で治療を行うケースもあります。
- 唾液の分泌を促すために、時間をかけて歯磨きを行ったり、唾液線のマッサージを行うと良いでしょう。また、フッ素などの含有した洗口剤や歯磨剤によりむし歯の予防をすることも必要です。
- 歯科治療を通じて統合失調症をはじめとする精神障害の方が、社会復帰への第一歩が踏み出せるように支援することが必要であると思います。

（3）Kさんの歯科治療について

　Kさんは初来院時24歳男性で、歯の痛みで食事ができないとの事で、紹介され来院しました。18～19歳頃より精神症状（うつ症状）がでてきたようです。統合失調症の診断にて 精神病院に通院加療中でした。以前から歯磨き習慣がほとんどなく、発病後も歯科を受診せず、むし歯が多発・進行して、咬み合わせが崩れ、咀しゃく障害となったようです。

　お口の状況は清掃不良で口臭が強く、食べかすは停滞し汚れや歯石が多量に沈着していました。また、唾液の分泌が少なく口腔乾燥状態でした。現在歯29本中28本がむし歯になっていて、その多くがC3～4まで進行していました。歯ぐき（歯肉）は、赤く腫れており、歯周病にかかっていました（図46）。X線写真では、根の先に膿がたまっている歯が数本認められ、右上の犬歯は埋伏していました（図47）。その上、薬をたくさん服用していました（抗精神病薬、パーキンソン病治療薬、睡眠薬、抗不安薬など）。

初来院時のKさんの口の状態

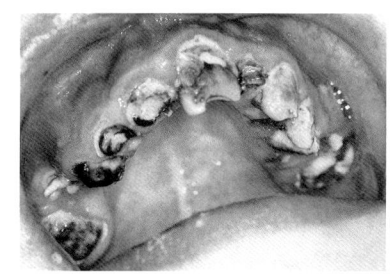

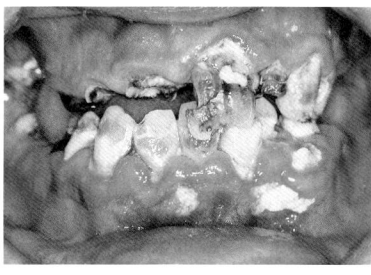

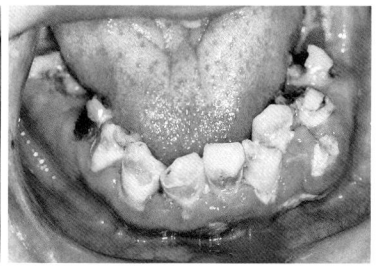

図46．清掃状態は悪く、29本中28本がむし歯で、歯周病も進行している

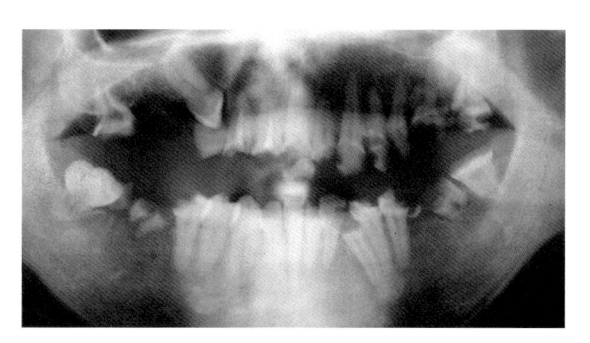

図47．X線写真：ほとんどの歯がむし歯で悲惨な状況

治療の経過

行動療法を応用しながら通常の方法により治療を進めました。約1年かかりましたが、おばあちゃんが通院介助してくださり中断することもなく治療は終了し、咬む機能も回復しました。治療当初は無口で表情も乏しく、引きこもりがちでしたが、治療を継続していくうちに表情も出てきてコミュニケーションも可能となってきました。また、口に対する関心も高まり、清掃状態も良好となり、歯ぐきの状態も安定し、入れ歯（義歯）の管理もできるようになりました（図48,49）。

歯科治療により、口の中の改善だけでなく社会性も現れてくるなどの精神症状の軽減も認められるようになってきたのは、私にとってもうれしい限りです。

治療終了時のKさんの口の状態

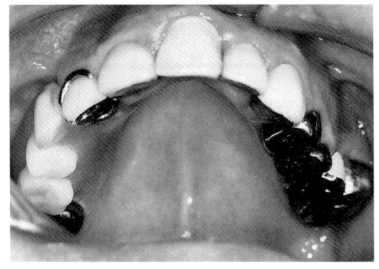

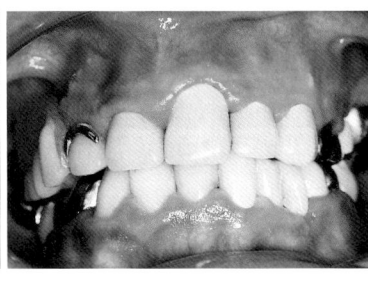

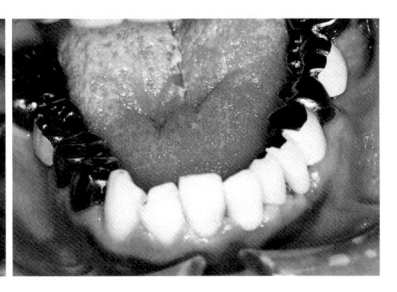

図48. 治療終了時の口の改善した状態：清掃状態は良好となり、歯ぐきは引き締り、むし歯も治って、食物が咬めるようになり、表情も明るくなった

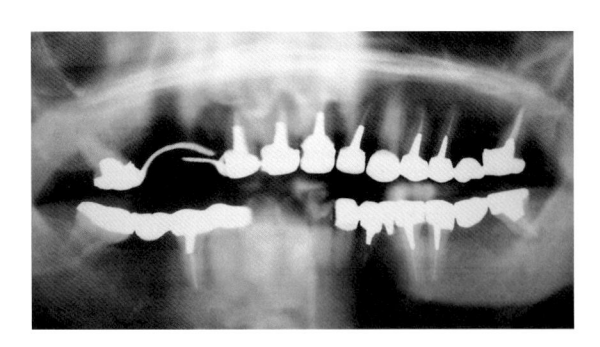

図49. 治療後のX線写真：口全体の治療が必要であった

2）認知症

認知症とは、正常に発達した認知機能が後天的な脳の障害により持続的に低下して日常生活や社会生活に支障をきたすようになった状態です。認知症を引き起こす病気には、アルツハイマー病や脳血管性認知症が有名です。認知症の症状は、記憶障害、見当識障害、理解・判断力の低下などの中核症状と二次的に出現する妄想、興奮、徘徊や暴力行為などの異常行動などの周辺症状があります。

（1）認知症の方の口と歯の特徴

認知症の方は、お口のケアに対する抵抗やコミュニケーションの困難性などから、口腔清掃が不良となりむし歯や歯周病にかかりやすくなります（図50）。また、入れ歯の着脱ができなくなったり、口の感覚麻痺があると食べかすが停滞したり、食べたり飲み込みに障害があったり、食行動の異常がみられることもあります。

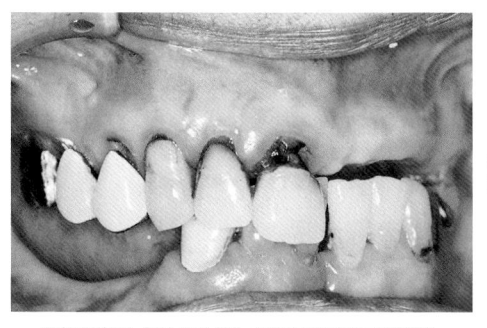

図50

認知症患者（74歳女性）の初来院時の口の状態。
むし歯が多く、入れ歯が合わず、不使用で咬めない

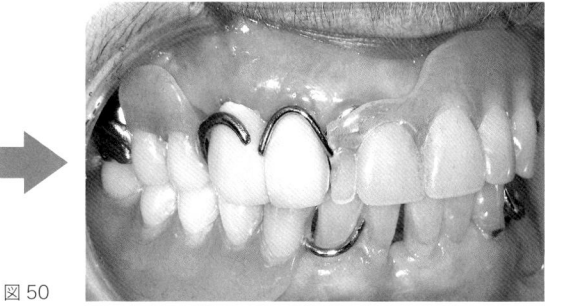

むし歯を治療し入れ歯を作り、
咬めるようになりました

（2）認知症の方の歯科治療時における配慮

①認知症の方は、他人とのコミュニケーションが困難になっているので、周囲のことが十分に理解できないので敏感となり、より不安を感じやすい精神状態にあると思われます。ですから、接するときは、安心感を与えるように声掛けをするとよいでしょう。

②脳血管性認知症の患者では、血液を固まりにくくする薬（抗凝固薬、抗血小板薬）などを服用している場合が多いので、歯を抜いたり歯石を除去する時には注意が必要となります。

③高齢者が多いので、認知症以外の病気にも注意が必要です。介護者は歯科受診前に担当医師から全身状態や服用薬についての情報を得るようにするとよいでしょう。

④口腔清掃に関しては、認知症が重度になると自分で清掃することが困難になるばかりか介助磨きも拒否することが多くなります。歯磨き介助時には、急に歯ブラシを口に入れないで、声掛けをしながら、顔や口の周囲を手や歯ブラシで触れたりして、患者が歯ブラシに触れられる感覚に慣れるような配慮が必要になります。

⑤口腔清掃への拒否が強くなり、攻撃的となる場合には指をかまれることもありますので開口保持器などを使用することもあります。また、身体抑制下で清掃することもあります。

⑥むし歯が多い場合には、治療は鎮静法や全身麻酔下で実施することが多いです。

⑦食事に関しては、食物を認識しない、食物をどんどん口に押し込む、むせるなどの問題点があります。姿勢、食形態、食べるペースなどの食環境を中心とした専門家による摂食指導が必要となります。

7 脳卒中（脳血管障害）

　脳卒中にはいくつかの種類がありますが、脳の血管がつまる「脳梗塞」と、脳の血管が破れて出血する「脳出血」や「くも膜下出血」に分けられます。日本人の死亡原因の第4位で、意識障害、片麻痺や失語などがみられ、寝たきりになる場合が多いようです。

1) 脳卒中の方の口と歯の特徴

　脳卒中患者は、急性期では寝たきりで口のケアがおろそかになることがあります。さらに、口唇・舌・のどの麻痺のために、涎が出たり、食べかすが麻痺側にたまったり、言葉がしゃべれなくなったりしますし、食べたり飲んだりする機能に障害を生じることも多いようです。

　また、手に麻痺があると歯磨きが上手くできなくなり、むし歯や歯周病が進行しやすくなりますし、足の機能障害などのため歯科を受診する機会が少なくなります（図51, 52）。

2) 脳卒中の方の歯科治療時における配慮

①脳卒中患者は、通院に介助が必要なことが多く、車椅子で行ける歯科医院を調べることも必要です。また、寝たきりの場合には訪問歯科診療をお願いしましょう。

②歯科受診の際に麻痺や失語、失認による言語障害のために、コミュニケーションが困難なことがあります。家族や介護者などにサポートしてもらいながら治療を行います。

③運動障害のために歯科治療台に移乗する場合には、患者様の身体能力に合わせた安全・安心で効率的な移乗の介助を行います。

④脳卒中後遺症の方は、血圧を下げる薬（降圧薬）や血液を固まりにくくする薬（抗凝固薬、抗血小板薬）などを服用している場合が多いので、歯を抜いたり、歯石を除去したりする場合には、予め内科の主治医と連携して治療を行います。

⑤口のケアは、患者や介助者に歯磨き介助の必要性や清掃方法を具体的に説明するとともに、専門的な口腔ケアを行います。

⑥食べたり飲んだりする機能に障害のある方も多いので、必要に応じて摂食・嚥下訓練・指導を行います。

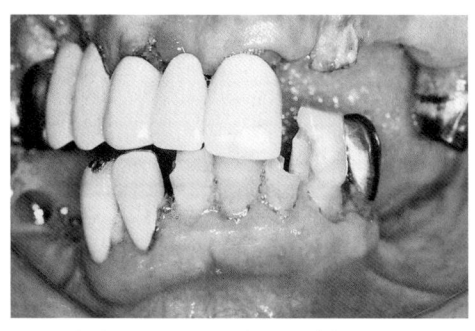

図51. 初来院時：脳出血後遺症で右麻痺の53歳女性。むし歯が多発し、咬めないので来院した

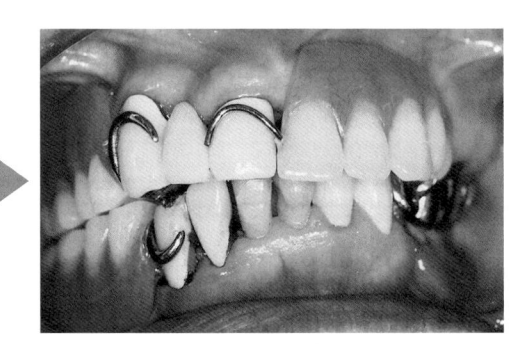

図52. 治療後：むし歯の治療後入れ歯を作り、咬めるようになりました

8 重度心身障害児・者

　重度心身障害児・者は、重度の知的障害および重度の肢体不自由が重複している人とされています（児童福祉法）。

　発症率は、1000人に1人程度といわれています。

原因は、新生児期までの低酸素症や仮死が多く、脳性麻痺、精神遅滞、てんかんを合併していることが多いようです。

1) 重度心身障害児・者の特徴

　寝たきりあるいは座位可能で知的障害が重度、発育障害、ADL（日常生活動作）が全介助、呼吸障害、摂食嚥下障害、経管栄養、排泄障害、視聴覚障害、脊柱側彎症、胸郭変形、四肢拘縮変形、肺炎、気管支炎などを合併しやすいなどの特徴があります（図53）。

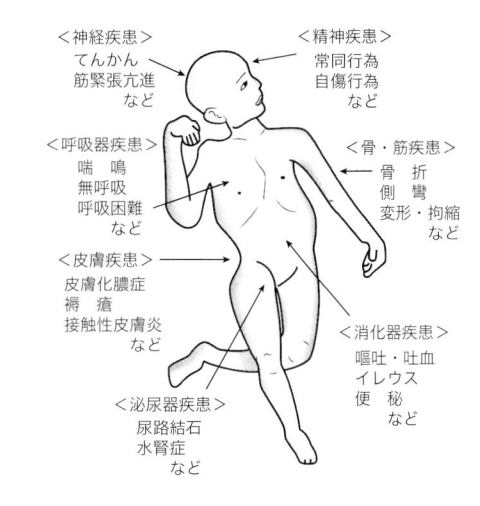

図53. 重症心身障害児に見られる合併症
（江草安彦 監修：重症心身障害療育マニュアル第2版 24 医歯薬出版 2005を転載）

2) 重度心身障害児・者の口と歯の特徴

①管理されていない場合には、むし歯や歯周病にかかる割合は高いようです。
②歯列不正や咬合異常が多くみられます。
③エナメル質の形成不全が見られることがあります。
④経管栄養者は咬み合わせの面にも歯石の沈着が認められることがあります。
⑤食べたり飲み込みの問題（摂食嚥下障害）が多く、清掃状態が悪いと誤嚥性肺炎のリスクが高いようです。

3) 重度心身障害児・者の歯科治療時における配慮

①身体の変形などがありますので、呼吸が楽で、緊張の出ない姿勢で行います。
②治療時に水を使用すると、むせやすいので頭部を少し前屈したり横に向けたりして、誤飲・誤嚥しないように配慮します。また、吸引器でこまめに口やのどの水分、唾液、痰などを吸引します。
③治療器具などの音で急にのけぞる驚愕反射を誘発することがあるので注意します。
④呼吸がきついような場合には、休み休み治療を行ったり、生体監視装置や酸素を使用することもあります。
⑤通常の治療が困難な場合には、鎮静法や全身麻酔下で治療を行う場合もあります。
⑥経管栄養の方でもむし歯や歯周病に罹ります。また、口腔内を不潔にしていると誤嚥性肺炎になることもありますので、定期的な口腔ケアは必要です。

4）重度心身障害児のFさんの歯科治療の経過

Fさんは初来院時9歳の男児で、重度の脳性麻痺と知的障害を伴っていました。

口の状態は、むし歯が多く、咬み合わせの異常（開咬）、食事時にむせるなどの問題がありました。（図54）。呼吸障害があり、チアノーゼを生じやすいので治療内容により酸素吸入しながら、生体管理下でむし歯の治療を行いました。しかし、定期管理に入ってから中断してしまい、7年ぶりに再来院しました（図55）。重度のため口を開けにくく、家庭での介助磨きが困難であり、むし歯が多発していました。再度、苦労しながら治療を行いました。また、誤嚥性肺炎のため20歳から経管栄養になりました。現在30歳となり、年に2回の定期管理中（図56）ですが、母親が頑張って口腔ケアを行っているのでむし歯は発生していません。定期健診とホームケアが重要であることが分かる例です。

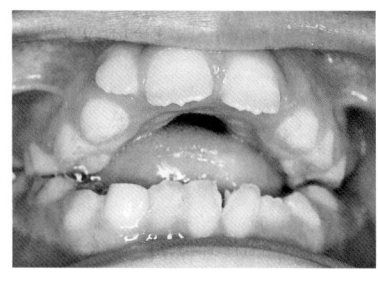

図54．初来院時（9歳）の口の状態

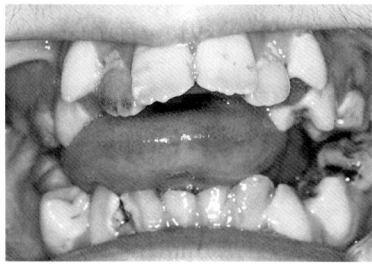

図55．再来院時（16歳）の口の状態。むし歯が多発している

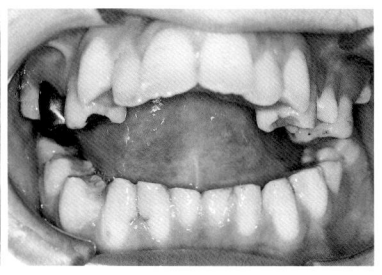

図56．定期管理中の口の状態

第Ⅲ章

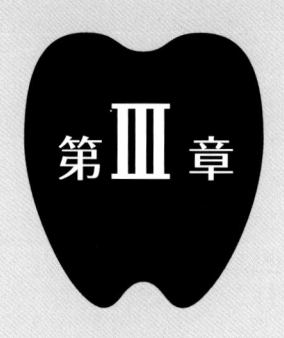

定期管理の重要性

第Ⅲ章　定期管理の重要性

1　障害のある方の歯科治療後の管理の重要性

　知的障害、運動機能障害、コミュニケーション障害などがある方は、清掃の自立が困難で、介助磨きが必要な方が多いようです。ホームケアのみでは清掃に限度があり、専門家によるプロフェッショナルケアが必要です。また、清掃指導では障害の種類や程度に応じた指導や清掃器具の改良なども必要となります。

　当センターを受診されている患者調査によると、定期健診を実施している人は、実施していない人に比べ、むし歯の発生率が1/3と低い値でした。また、歯周病に関しては、治療により歯周ポケット内の歯周病菌を除去しても4～8週間（1～2ヶ月）で再び元の細菌量に戻るとの報告もあります（Magnusson ら 1984.[8]　Sbordone ら 1990.[9]）。これらの結果からも、治療後に短い間隔で受診すれば、むし歯の発生を低く抑えられ、歯周病の再発や悪化も防げると思います。

定期健診の間隔

短い間隔で歯科を受診し、プロフェッショナルケアを行うことが再発や進行防止の鍵となります。また、定期健診の間隔は、清掃状態や疾患のリスクにより異なりますが、1～3ヶ月 間隔が一般的であると思います。

定期管理を行うことにより

1) むし歯や歯周病の早期発見により、早期治療ができるので、最小限の治療で済みます。また、医療費の削減 にもつながります。
2) むし歯の予防および歯周病の発症や進行を防止できます。
3) 取り戻した歯や歯肉の健康を維持することができます。その結果、全身の健康維持・増進につながります。

定期的にかかりつけの歯科を受診しましょう！

2　歯周治療後の長期管理例（Tさん）

　Tさんは、初来院時46歳の小児麻痺による肢体不自由の男性です。歯周病が進行し、歯の動揺が気になり来院しました。口腔清掃状態は不良で重度の歯周炎でした。他に歯周病のリスク因子としては喫煙があげられました。

　歯肉の色調は悪く、歯石も多量に沈着し、歯周ポケットも深く、歯の動揺も著明でした。また、むし歯も多い状況でした。X線写真で観察すると歯を支える骨も少なく、特に、下の前歯や右下の奥歯は根の先近くまで骨がない状況でした（図57）。

第Ⅲ章　定期管理の重要性

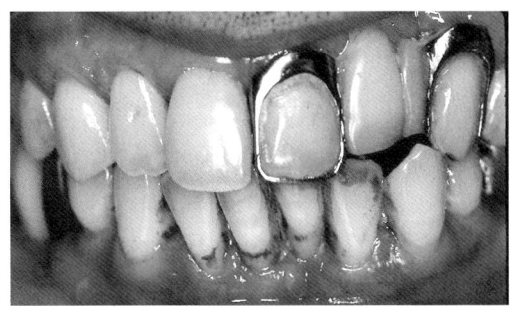

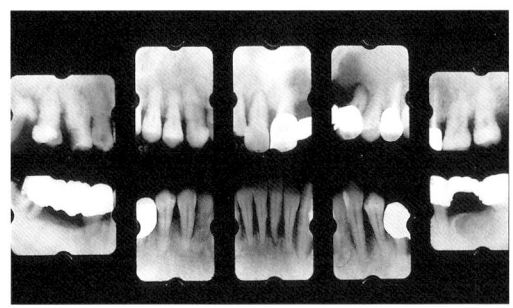

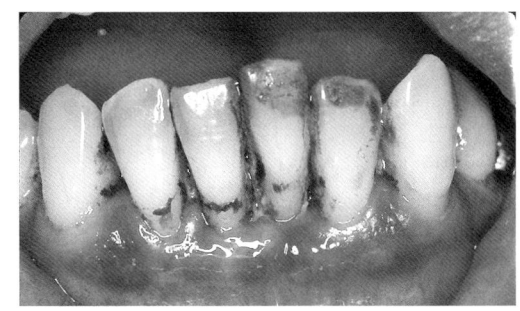

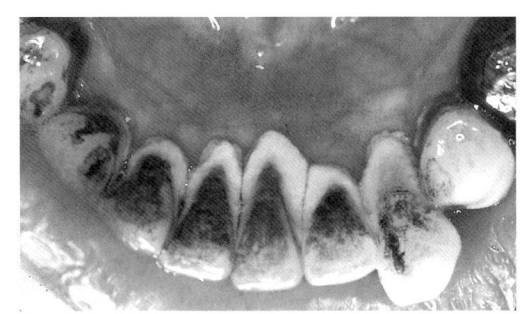

図 57. 初来院時の口腔内の状態と X 線写真

　治療としては、歯石除去などの歯周病の治療後、保存不可能な右側の奥歯3本は抜歯し、何とか残せそうな歯は、根の治療後、冠や義歯を入れて終了しました。その後2〜3ヶ月間隔で定期管理を行いました。中断もなく、約17〜8年間は良好な経過でした。歯ぐきは引き締まり、色調も健康なピンク色になり、深いポケットもほとんど無くなり、歯を支える骨の状態もしっかりして安定してきました。保存できるか疑わしかった下の前歯も長持ちしています（図58）。

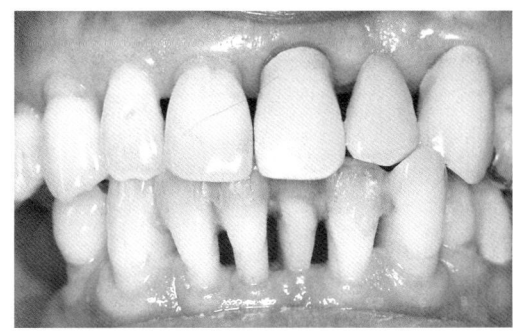

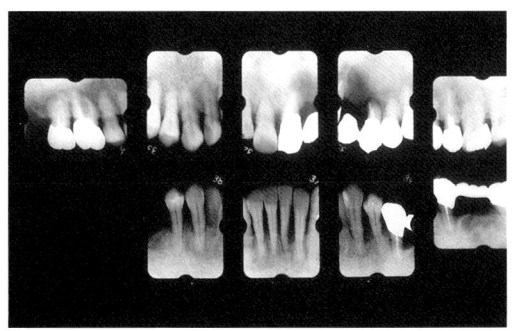

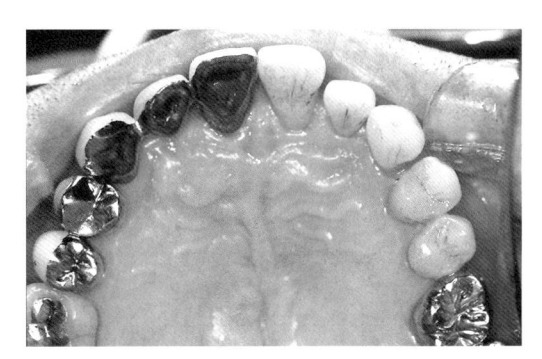

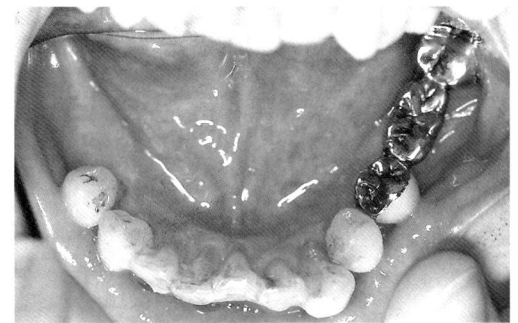

図 58. 治療後約 10 年の口腔内の状態と X 線写真

45

ところが、治療後20年目の65歳時に肺がんが見つかり入院しました。その頃、体調も悪く口腔清掃状態も不良となりました。左下の前歯と奥歯が悪化し抜歯となり、その部位の治療をやり直しました。不安な部位もありますが、歯ぐきや骨の状態は再び安定してきました（図59）。

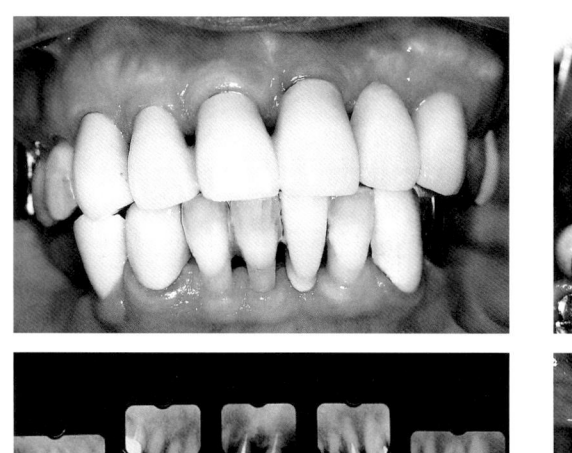

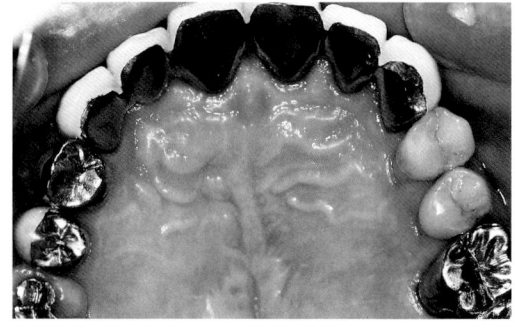

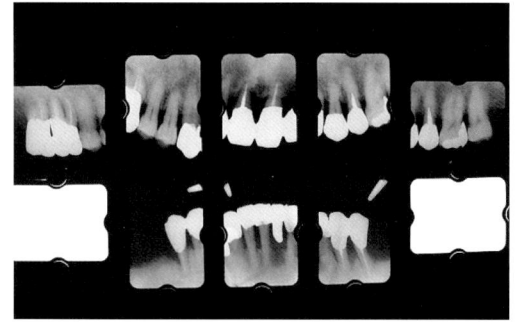

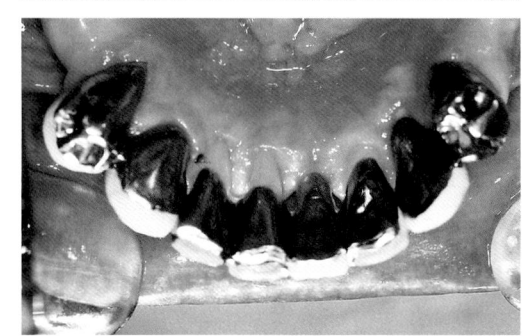

図59. 治療後約20年の口腔内の状態とX線写真

その後、2ヶ月間隔で定期管理を行っています。現在、治療後25年以上経過しましたが、総入れ歯にならずに自分の歯で食事ができています。Tさんの長期経過を通じて、定期管理がとても重要であることがわかると思います。

3 障害があっても定期管理でむし歯0は達成可能！

　知的障害児や発達障害児は、家庭での歯磨きは拒否なくスムーズにできる場合が多いですが、歯科治療は嫌がるようです。ですから、むし歯になる前に、定期的に地域の歯科医院を受診し、まず、歯科医院の雰囲気やスタッフに慣れてもらいます。その後、歯磨きの練習などを行いながら、治療に必要な様々な器具に慣れてもらい、むし歯になっても、スムーズに治療が行えるように準備しておきましょう。

　小さいころから当センターに来院している障害児は、最初は嫌がっていましたが、その後慣れてきて、今では受診を楽しみにしています。また、むし歯0を達成している子供も多くいます。

　定期健診時に専門的な口腔ケアを実施し、永久歯が萌出してきたら、むし歯にならないように予防処置（奥歯の溝にプラスチックを詰めたり、フッ素塗布などを行います）を行うことにより、障害児でもむし歯0は達成可能です。

むし歯の治療を希望して来院した2人の自閉症の患者例をご紹介いたします。

自閉症児の長期管理例

（1）Tさん（現在23歳）

初来院時7歳の男児で、乳歯の奥歯は全てむし歯でした（図60）。当時は、治療に協力的でなかったので抑制して治療を行いました。その後、発達レベルも上がり協力的になり、中断もなく15年以上定期管理（3ヶ月間隔）を行っています。現在も歯磨きを少し嫌がり、ぶくぶくうがいも上手ではありませんが、母親の仕上げ磨きと定期管理により、現在も永久歯のむし歯0を維持しています（図61）。

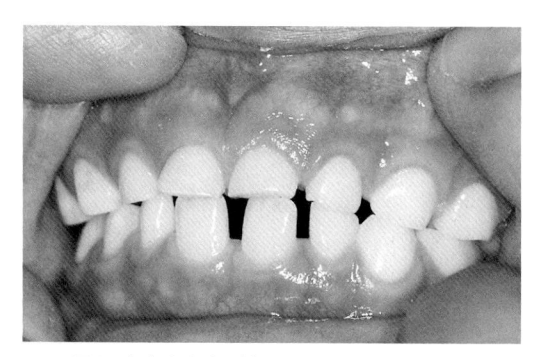

図60. 初来院時（7歳）むし歯が8本ありました

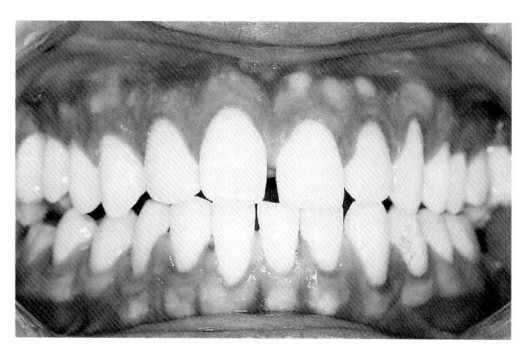

図61. 定期管理16年後。むし歯0ですが
少し歯ぐきに炎症がみられます

（2）Hさん（現在20歳）

来院時7歳の男児で、乳歯の奥歯5本がむし歯でした（図62）。この子も当時は協力的でなかったので、抑制して治療を行いました。その後、定期管理（3ヶ月間隔）に入ってからは慣れてきて、現在13年がたちます。清掃は自立していますが、母親による仕上げ磨きと定期管理で永久歯のむし歯は0を維持しています（図63）。

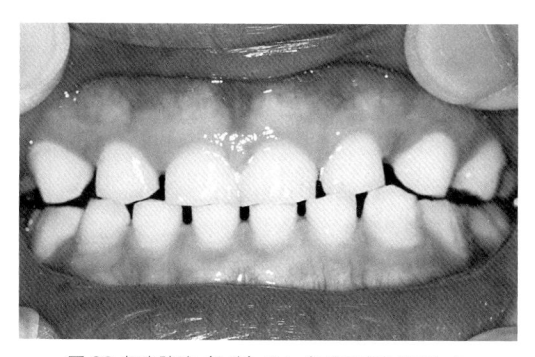

図62. 初来院時（7歳）むし歯が7本ありました

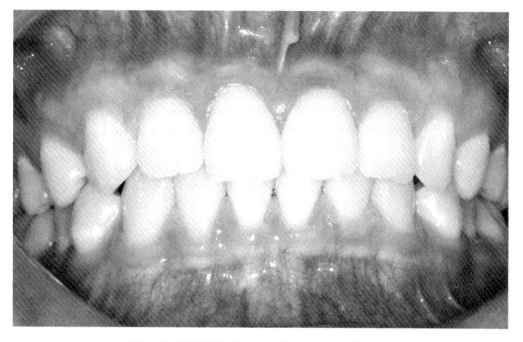

図63. 定期管理13年後。むし歯0です

第Ⅳ章

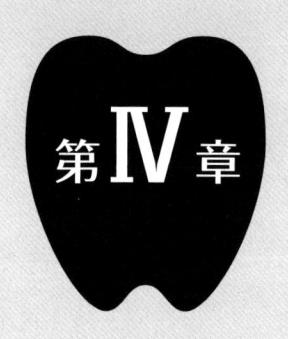

障害児・者の口のケアについて

第Ⅳ章 障害児・者の口のケアについて

歯と口のケアは、むし歯や歯周病予防のためだけでなく、全身の健康を維持するためにも大切です。

1 口腔ケアの目的

口腔ケアは、むし歯、歯周病、口臭を予防することは一般的に知られていますが、他に誤嚥性肺炎やインフルエンザの予防、唾液分泌の促進、また、口の機能（動き）の維持や回復につながり、その結果QOL（生活の質）が向上します。

> **肺炎は、日本人の死亡原因の第3位にランクアップしています。
> また、老人（65歳以上）の90％以上は肺炎で亡くなります。**

1）口腔ケアで誤嚥性肺炎の予防をしましょう！

誤嚥性肺炎とは、唾液や口の中の細菌が誤って気道に入り込むことで起こる肺炎です。

むせなどの症状がないこともあります（不顕性誤嚥）（図64）。

また、胃の内容物が嘔吐などで逆流し気道に入った場合にも起こります。

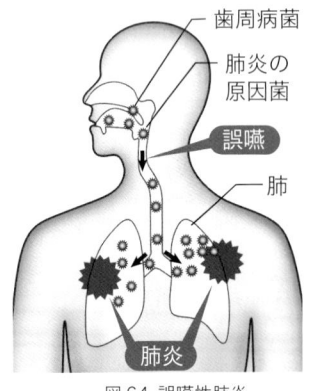

図64. 誤嚥性肺炎

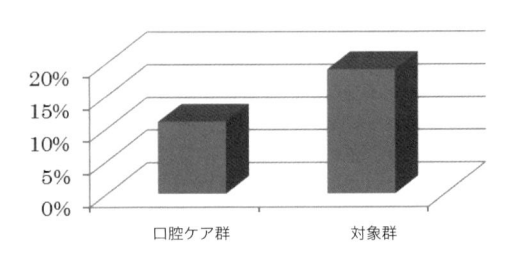

図65. 口腔ケアと肺炎発症率（米山ら 1999 を改変）[10]

要介護高齢者を対象として口腔ケアを実施したグループと実施しなかったグループに分けて、2年間の肺炎の発生率を調べてみると、口腔ケア群は11％、ケアをしなかった群は19％であり、口腔ケアを実施すると肺炎の発生率を40％減少させる効果がありました[10]（図65）。

2）口腔ケアでインフルエンザの予防をしましょう！

65歳以上のデイケアに通う在宅介護高齢者190人を対象に、歯科衛生士による専門的な口腔ケアを週1回実施したグループ（98人）と今まで通りにケアを実施したグループ（92人）に分けてインフルエンザ発症者を調べた結果、口腔ケア群は1名、通常のケア群では9名でした[11]（図66）。この結果から、適切な口腔ケアはインフルエンザの予防につながるといえます。

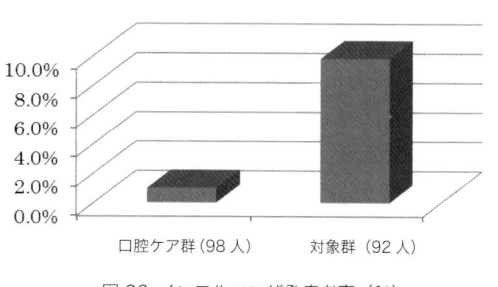

図66. インフルエンザ発症者率（％）
（阿部ら2006を改変）[11]

2　口腔ケアの内容

口腔ケアは、歯や歯ぐき（粘膜）や舌などの汚れを取り除く器質的口腔ケアと、口の機能（動き）の維持・回復を目的とした機能的口腔ケアの2つから成り立っています（図67）。

・器質的口腔ケア（口腔清掃）には、歯磨き、入れ歯の清掃、舌や粘膜の清掃、うがいが含まれます。

・機能的口腔ケア（口腔機能回復）には、リラクゼーション（過敏の除去）、口の周囲筋の運動訓練、咳払い訓練、嚥下促通訓練、発音・構音訓練などが含まれます。

口腔ケア
├─ 口腔清掃（器質的口腔ケア）
│　　・うがい
│　　・歯磨き
│　　・入れ歯の清掃
│　　・舌や粘膜の清掃
└─ 口腔機能回復（機能的口腔ケア）
　　　・リラクゼーション（過敏の除去）
　　　・口の周囲筋の運動訓練
　　　・咳払い訓練
　　　・嚥下促通訓練
　　　・発音、構音訓練

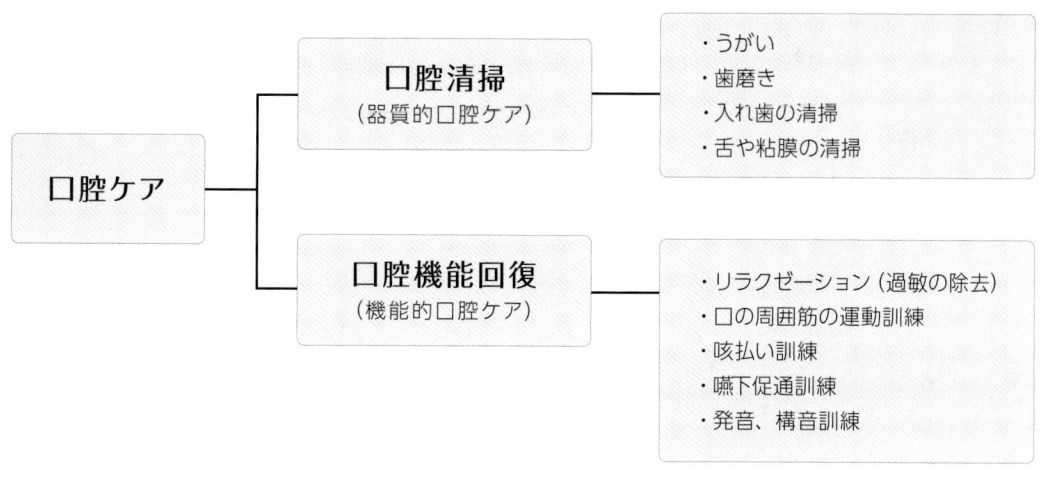

図67. 口腔ケアの内容

3　障害児・者の口腔ケア

　口腔ケアには、自分自身または介助者が行うセルフケア（介助ケア）と歯科医師や歯科衛生士が専門的に行うプロフェッショナルケアがあります。健常児・者の場合には、この2種類のケアが同じ比重です。
　しかし、障害児・者のセルフケア（ホームケア）では、知的障害者の場合には、なぜ歯磨きをしなければならないかが理解できない。歯磨き指導しても、意味がわからない。口や歯が汚れていても気にならない。などの問題点があげられます。また、身体障害者の場合には、磨きたくても磨けない部分がある。自分で洗面所に行けない。うがいができない。などの問題点があげられます。ですから、口腔清掃状態を良好に保つ事が困難な障害児・者の場合には、プロフェッショナルケアの比重が高くなります。そこで、専門家によるプロフェッショナルケアにより、セルフケア（ホームケア）では不足な部分のケアが必要となります。歯科医院を受診して専門家による機械的な歯面清掃やむし歯や歯周病（歯科疾患）に対する予防的ケアや治療後の管理を行ってください。

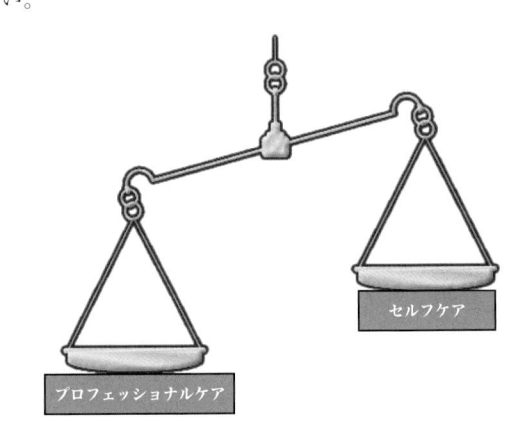

4　障害児・者の口腔ケアの実際

1）口腔ケアの準備

・全身状態のチェック（意識状態、呼吸状態、嚥下障害を把握する）
・ケア用具の準備（図68～75）

(1) 歯ブラシ：小さめのものがよいでしょう。介助磨き用には、柄の長いものを使用しましょう。また、歯ぐきが腫れている場合には毛が軟らかいものを選びましょう（図68左）。

(2) 電動歯ブラシ・音波歯ブラシ：短時間で効率よく磨けますので、脳性麻痺や脳血管障害などで手が不自由な方や細かい動きができない方に適しています（図68中央）。

(3) タフトブラシ：歯と歯の間や歯並びの悪い部分、一番奥の歯の遠い面などに有効です（図68右）。

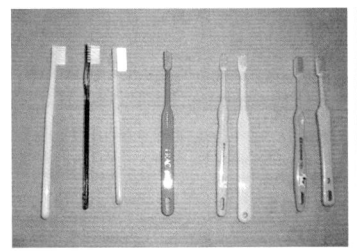

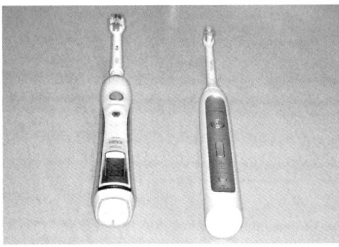

図68．各種歯ブラシ　　　電動・音波歯ブラシ　　　タフトブラシ

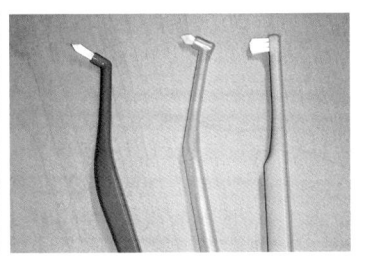

第Ⅳ章　障害児・者の口のケアについて

(4) 特殊な歯ブラシ：リウマチ、脳血管障害、脳性麻痺などで、手が不自由な場合には、柄を太くしたり、柄を曲げたりして工夫した歯ブラシを使用しましょう（図69左）。

(5) 吸引器付き歯ブラシ：うがいができない方やむせやすい方の場合には、吸引しながら清掃できますので便利です（図69右）。

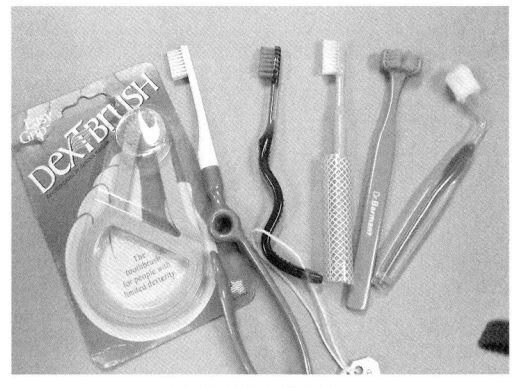

図69. 特殊な歯ブラシ

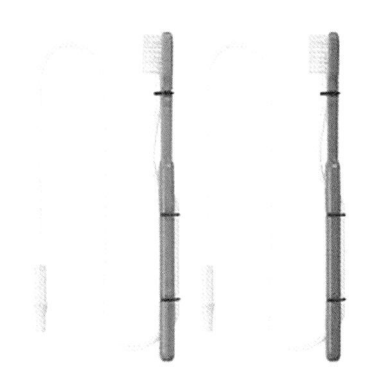

吸引チューブつき歯ブラシ

(6) 糸ようじ・歯間ブラシ：清掃に協力的な場合には歯と歯の間の清掃効果は高いです（図70）。

(7) スポンジブラシ・粘膜ブラシ：口の粘膜や歯と頬のすき間や舌の清掃に効果があります（図71）。

(8) 舌ブラシ：様々なタイプのものがありますが、舌の粘膜を傷つけないように注意が必要です（図72）。

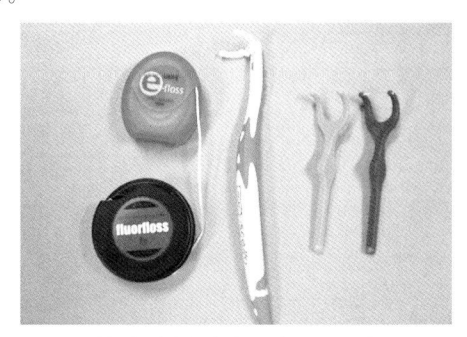

図70. 糸ようじ（デンタルフロス）

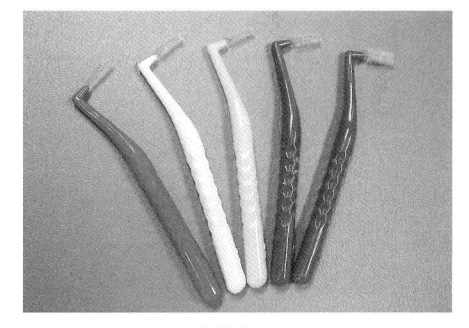

歯間ブラシ

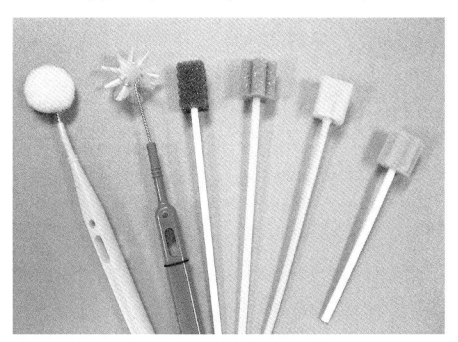

図71. スポンジブラシ、粘膜清掃用ブラシ

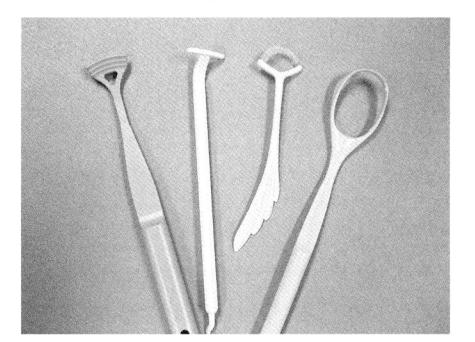

図72. 舌ブラシ

53

(9) 保湿剤：薬を服用している方の多くは、口が乾燥することが多いので、乾燥防止や粘膜や舌の清掃時にも用います（図73）。
(10) 洗口剤：うがいが可能な場合には使用できますが、うがいができない場合には、スポンジブラシを洗口剤などで湿らせて使います（図74）。
(11) 吸引器
(12) 注水ボトル、ガーグルベースン（図75）

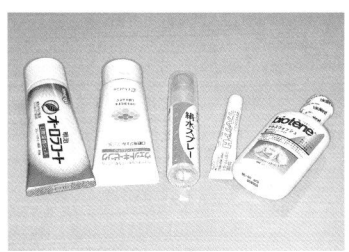

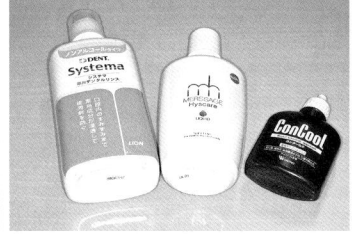

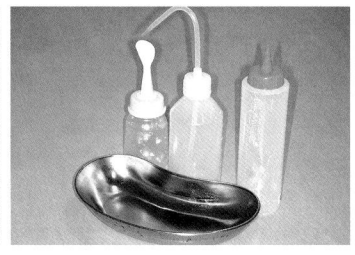

図73. 保湿剤　　図74. 洗口剤　　図75. 各種注水ボトルとガーグルベースン

2）口腔ケアの注意事項

<u>覚醒時に行いましょう。</u>
(1) **ケアの時期**：経管栄養または胃ろう注入後30分以上経過後に行いましょう。
(2) **ケアの姿勢**：基本的には頭部や体幹が安定しリラックスできる姿勢が良いでしょう。

立位、座位、水平位など（図76）がありますが、水平位が口の中がよく見えます。

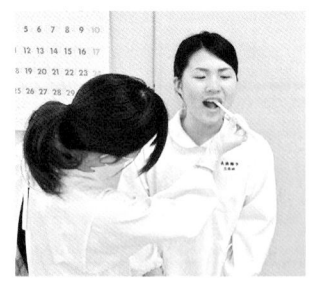

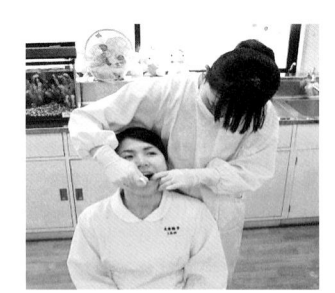

立位　　座位　　水平位
図76. 口腔ケア時の姿勢

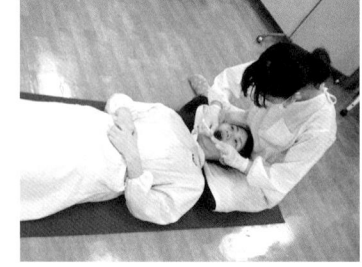

自立座位が不可能な場合には、体幹角度が30〜45で頸部はやや前屈位がよいでしょう。

また、麻痺のある場合には側臥位（麻痺側が上）がむせにくいです（図77）。

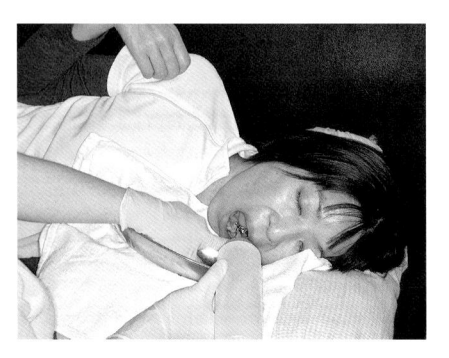

図77. 片麻痺（右）がある場合の口腔ケア時の姿勢

第IV章　障害児・者の口のケアについて

・誤嚥しやすい場合には、吸引器、吸引チューブ付き歯ブラシを使用しましょう。
・口腔内や口唇などに触覚過敏がある場合には、後述（74〜75頁）の過敏の除去（脱感作）療法を実施しましょう。
・ケア後の口腔内やのどに残留物があるかチェック（むせ、呼吸の変化、喘鳴など）し、残留物があった場合には吸引を行いましょう。

3）口腔ケアの手技

・良く見えるように、明るい場所で磨きます。
・歯の外側は口を閉じさせて磨きます。
・口唇や頬の粘膜を指で排除し、磨く部分がよく見えるようにして磨きます（図78左）。
・裏側を磨く際には、舌をシリコーンスプーンなどで排除しましょう（図78右）。

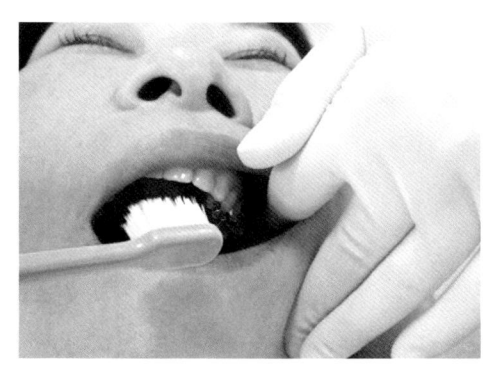

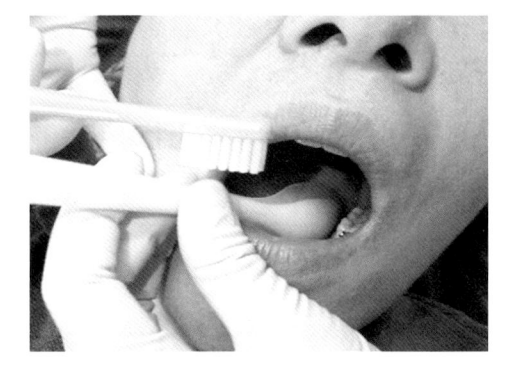

図78. 指やシリコーンスプーンで口唇や舌を排除して良く見えるようにする

（1）歯の汚れのたまりやすいところ（図79）

①歯と歯の間
②歯と歯ぐきの境目
③歯のかみ合わせの溝の部分です。この部分は、歯ブラシや糸ようじ、歯間ブラシを使用しましょう。
④歯が抜けた部分や一番奥の歯の遠い面
⑤歯並びの悪い部分などは、ワンタフトブラシが磨きやすいです。
⑥食べかすの残りやすい所は、奥歯の歯と頬のすき間です。ブクブクうがいができない方や口が麻痺している方の場合に多いようです。この部分は、スポンジブラシや口腔ケアシートを人差し指に巻いて除去しましょう。

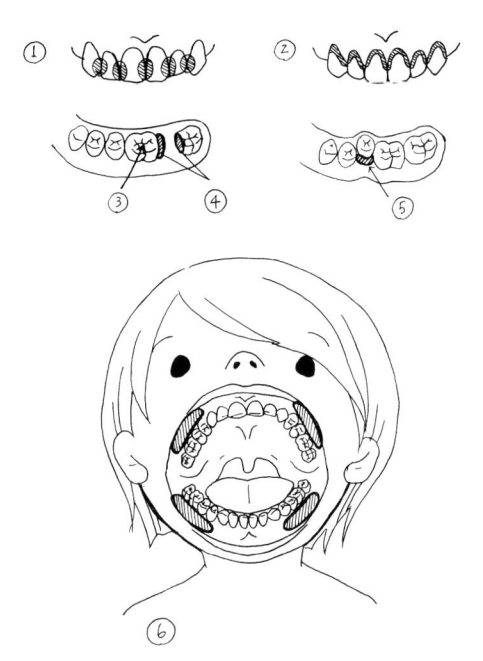

図79. 歯の汚れや食べかすのたまりやすいところ

（2）歯磨きのポイント

①毛先をきちんとあてて磨く
②軽い力で磨く
③小刻みに動かして磨く

- 歯と歯ぐきの境目に毛先を当て軽い力で細かく振動させて磨きます。また、下の前歯は歯ブラシを縦にして磨きます。（図80）。
- 歯と歯の間は、歯ブラシだけでは汚れが取れないので、すき間があまりない場合には、糸ようじ（フロス）を使用し、すき間がある場合には、歯間ブラシを使いましょう（図81）。
- 磨き残しを少なくするためにも磨く順番を決めましょう（図82）。

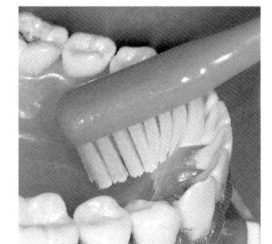

外側は直角　　　裏側は45度　　　前歯の裏側は歯ブラシの角を使う

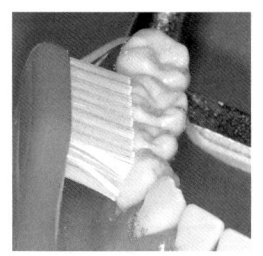

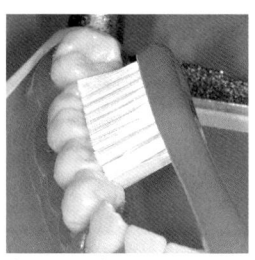

図80. 歯ブラシのあて方

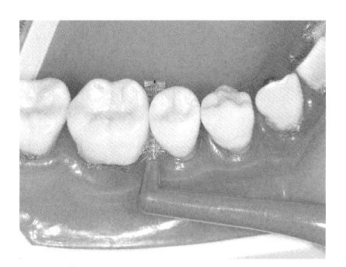

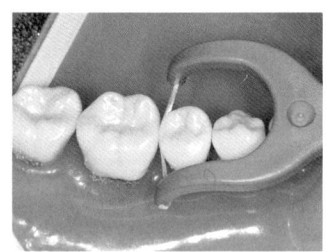

歯間ブラシ　　　糸ようじ（フロス）

図81. 歯と歯の間の清掃

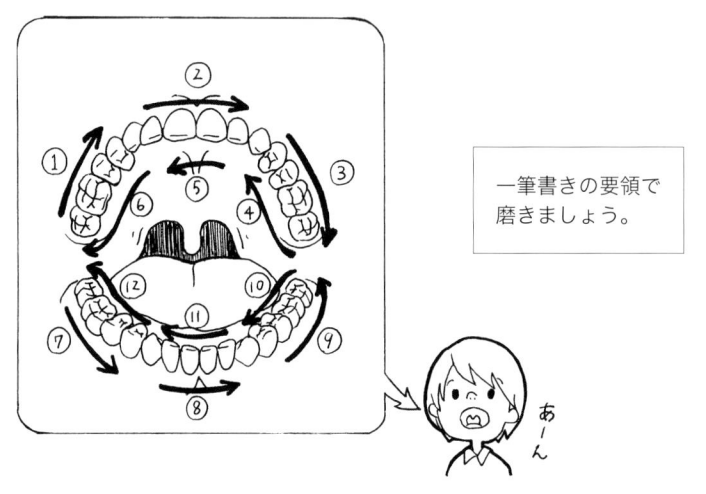

一筆書きの要領で磨きましょう。

図82. 歯を磨く順序

- 歯磨きの時間が我慢できない場合には、一番汚れている部位から磨きましょう。

（3）舌苔の除去法

舌の上に白い膜状の苔のような汚れが観察されることがあります（図83）。

これは、舌苔と呼ばれ、舌の動きが悪い方、口の清掃ができない方、体調が悪い方などにみられます。

舌を前に出せない場合には、ガーゼでつまんで引っ張り、保湿剤で舌表面を湿らせた後（30秒位）、舌ブラシなどで舌の奥から手前に向かって、軽い力で清拭しましょう（図84）。

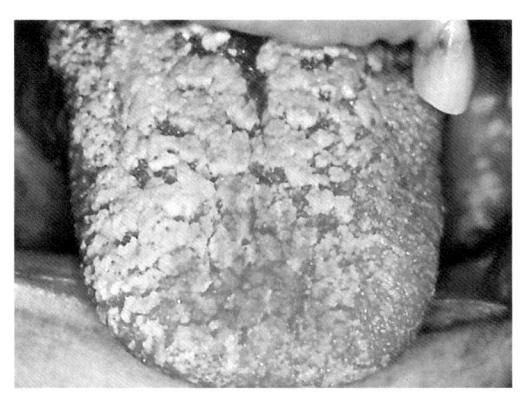

図83. 舌苔

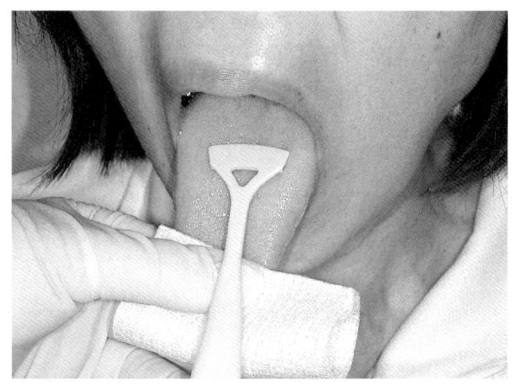

図84. 舌苔の除去

①歯ブラシやスポンジブラシ等は水を入れたコップで良くゆすぎ、誤嚥防止のために水気は良く切って行います。

②上あご（口蓋）や舌、頬粘膜の清掃も忘れずに行います。これらの部分は、後方から前方に向かって1方向に行います（図85）。

口腔ケアシート

スポンジブラシ

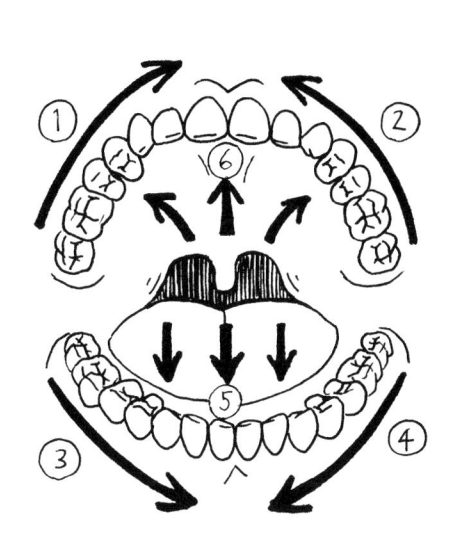

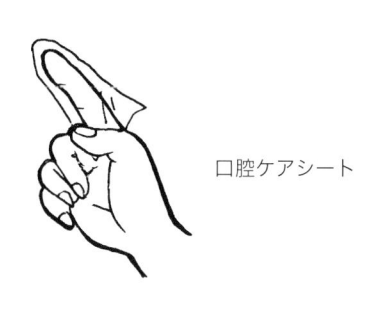

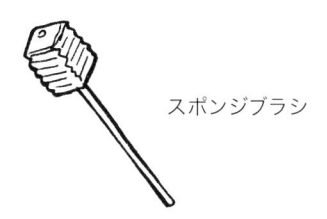

図85. 口の粘膜や舌の汚れの清掃法

③最後にぶくぶくうがい（洗口）をしましょう。
④うがいができない場合には、スポンジブラシやガーゼ、口腔ケアシートなどでふき取るか（図85）、誤嚥しないように顔を横向きや前かがみにして、水で洗い流すようにします（図86）。吸引器がある場合には吸引しましょう。

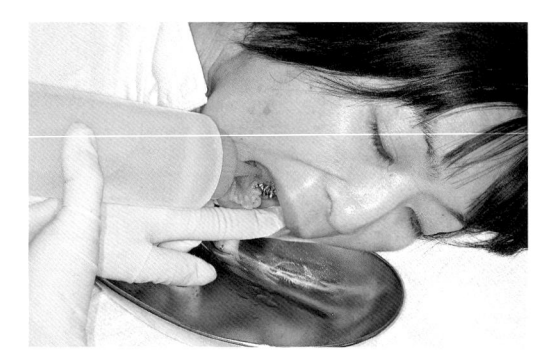

図86. 水ボトルなどで誤嚥しないように顔を横向きや前かがみにして洗い流します

⑤障害児・者はうがいのできない方が多いようです。うがいの練習をしましょう。
うがいのレベルに合わせて、

> 模倣による練習 → 手指指示による練習 → 手指介助による練習

の順序で行いましょう。ぶくぶくうがいは、食渣の除去だけでなく口腔周囲筋（口輪筋や頬筋の強化）の訓練にもつながります。

4）口腔ケアが困難な場合の対応法

(1) 口を開けてくれない→先ず、外側から磨きましょう。慣れてくると徐々に開けてくれる場合もあります。それでも開けない場合には、指を口の角から入れて、歯面に沿わせて最後臼歯の奥に指先を入れて刺激を与えると開口します（図87）。

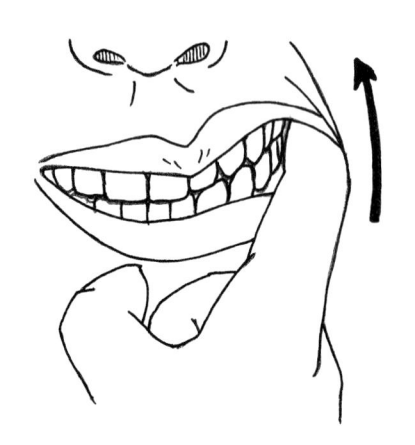

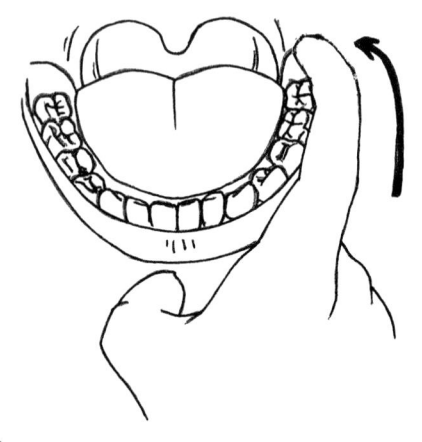

図87. 開口のさせ方

(2) 歯ブラシを咬んでしまう→市販の簡易開口器や水道のホースに歯ブラシの柄を挿入して作成した開口保持器（図88）などを利用して磨きます。磨きたい歯の反対側の奥歯に咬ませて使います。唇や頬を巻き込まないように注意しましょう（図89）。

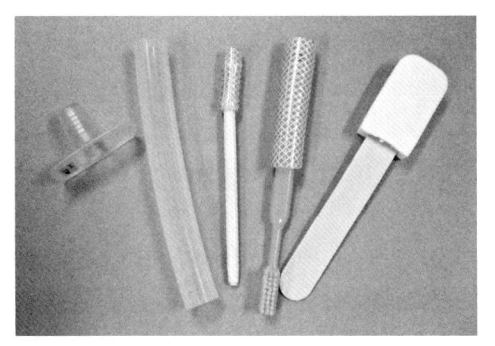

第Ⅳ章　障害児・者の口のケアについて

図88. 家庭用開口保持器

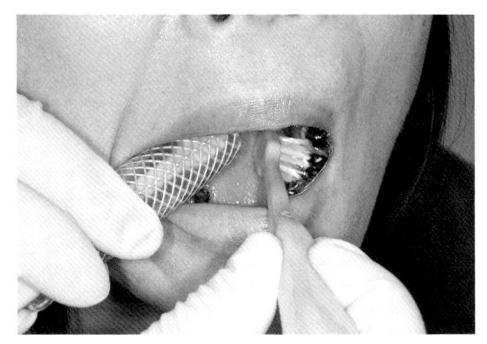

図89. 家庭用開口保持器の使用法

(3) **歯磨きを嫌がる**→口腔内に傷や口内炎、歯ぐきの腫れがないか確認しましょう。また、力の入れ過ぎにも注意しましょう。過敏があると嫌がります。→後述（P75 図106）の過敏の除去（脱感作）療法参照

(4) **口唇や口腔内が乾燥していて嫌がる**→ワセリンや保湿剤を塗布して対応しましょう。

5　口腔ケアの効果

　口腔ケアを行うことにより、歯の汚れや食べかすなどが除去され、お口の中はさっぱりします（図90）。口臭が無くなるだけでなく、歯ぐきの腫れや赤味も引き締まり、歯磨きをしても出血しにくくなります（図91）。

　また、口の機能（動き）の維持や回復につながり、その結果QOLが向上します。
　さらに、誤嚥性肺炎やインフルエンザの予防にも役立ち、むし歯や歯周病予防のためだけでなく、全身の健康を維持するためにも大切です。

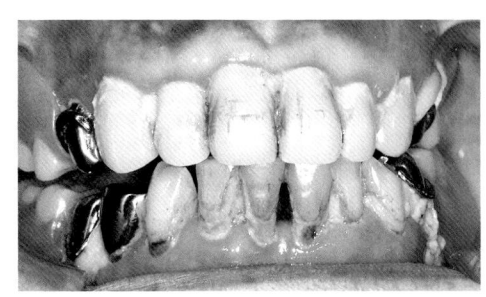

入れ歯や残っている歯に食渣や汚れがいっぱい 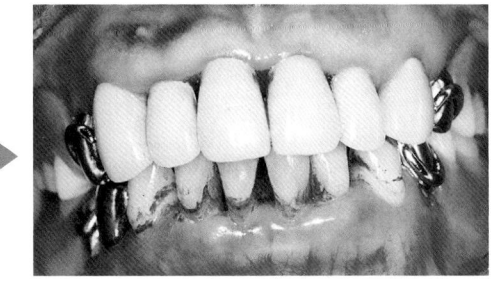　　　　きれいになり、さっぱりしました

図90. 口腔ケアの効果

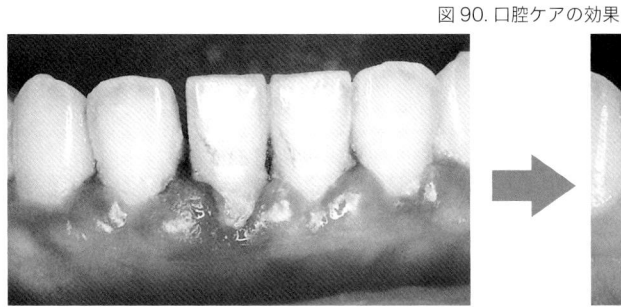

ブラッシング指導前 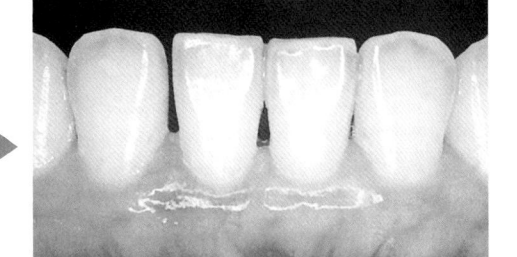　　　　改善した歯肉

図91. ブラッシングの効果

第V章

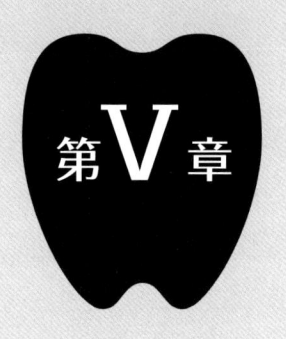

食べる機能とその障害

第 V 章 食べる機能とその障害

私たちが食事をするときには、何をどのくらい口に運ぶかを判断したり、舌で押し潰したり、すり潰したり、のどの奥に送り込むといった一連の動作を無意識に行っています。

1 食べる機能の段階

正常な摂食機能は5つの段階に区分して考えることが一般的です（図92）。

I **先行期（認知期）**：目で食物を見て、何をどのように食べるかを判断し、手で食具を把持し、食べ物を口へ運びます。

II **準備期（咀しゃく期）**：食物を口唇で取り込んで咀しゃくし、唾液と混ぜてのみ込みやすい形態にします（食塊形成）。

III **口腔期**：食塊を舌を使って口腔からのど（咽頭）へ送り込みます。

IV **咽頭期**：食塊が舌の奥に達すると、嚥下反射が起こり食道へ移送します。

V **食道期**：蠕動運動により食塊は胃へ移送されます。

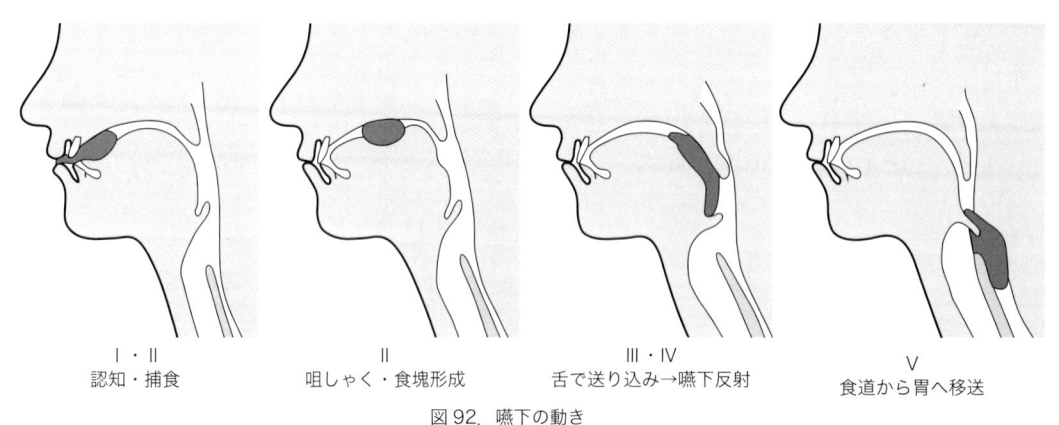

図92. 嚥下の動き
I・II 認知・捕食
II 咀しゃく・食塊形成
III・IV 舌で送り込み→嚥下反射
V 食道から胃へ移送
（向井美恵 編：食べる機能をうながす食事 45 医歯薬出版 1994を改変）

上記の各時期に障害があると、右頁のような様々な問題が起こります。

2 食事時の問題点

障害のある方の食事風景を観察すると下記に示すような様々な問題点が見られます。
いくつ位該当しますか？ チェックしてみて下さい。

- □ 食べるのが遅い
- □ 食べるのが早い
- □ 食事に集中できない
- □ 食べるのを拒む
- □ 前歯で咬みちぎれない
- □ 硬いものを咬めない、奥歯で咬めない
- □ 丸飲みである
- □ 食べている時にこぼす
- □ 食べ物を取りこむときにこぼす
- □ いつも口が開いている
- □ よだれがでる
- □ 口の中に食べ物が残る
- □ 飲み込むのが困難
- □ 飲み込む時にむせたりせき込んだりする
- □ 発熱や肺炎を繰り返す
- □ 手づかみ食べが出来ない、食具がうまく使えない
- □ 食べる姿勢が悪い

3 食事時における障害別問題点

障害の種類によって食事時の問題点に特徴があります（図93）。

例えば、ダウン症の場合には、舌を出したまま食べるので、口唇閉鎖が出来なくて食物をこぼしたり、奥歯で咬まずに丸飲みが多くみられます。また、脳性麻痺の場合には、むせが見られたり、のど（咽頭）を広げて飲み込む様子（逆嚥下）がみられたり、口唇閉鎖ができなかったり、姿勢が不適切であったりします。

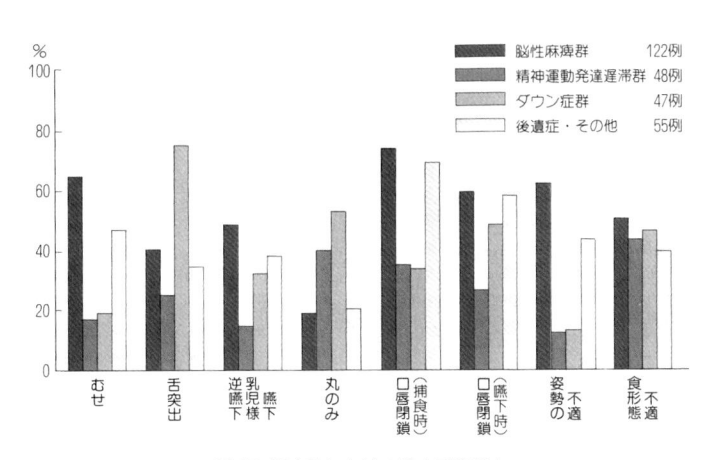

図93. 摂食時における障害別問題点
（向井美恵 編：食べる機能をうながす食事 18 医歯薬出版 1994 より転載）

これらの問題点の原因を分析し、食環境、食内容、機能訓練などについて指導を行うことにより改善することができます。
また、食べたり飲みこみに障害（摂食・嚥下障害）がある場合には、下記のような重篤な問題点に発展することがあり注意が必要です。
1) 誤嚥性肺炎の危険：口の中の細菌などが気管に入り肺炎になることもあります。
2) 窒息の危険：上手く咬めずに丸飲みしたり、むせて喉に詰まらせることもあります。
3) 脱水の危険：むせて苦しいので、水分を摂らず脱水が起きることがあります。
4) 低栄養の危険：上手く食べられないために低栄養となり、免疫力の低下につながります。

以上のような危険があると、食べる楽しみが喪失し、苦しみに変わります。

4　おいしく食べる条件

健康な方は食事をおいしく、楽しく食べていますが、食べる条件があります（図94）。この1つが欠けてもおいしく食べることができません。
1) 形態（器官）：残存している歯の数、歯並びや咬み合わせ、口の中の容積（大きさ）
例えば、歯周病やむし歯で歯が抜けたままでは、うまく咬めません。また、歯並びや咬み合わせが悪くても咬みにくいです。
2) 機能（動き）：食べている時には、舌、口唇、頬、顎が上手に協調しながら動いています。例えば、口唇が麻痺していれば食べ物が口からこぼれますし、舌の動きが悪ければ、食べ物をのど（咽頭）の方へ送りこめません。また、脳性麻痺の方は舌・頬・口唇・顎の協調運動が難しく、上手に咀しゃくできずに丸飲みになったりすることもあります。
3) 食べる意欲（食欲）：形態や機能に問題がなくても、経管栄養や胃ろうで栄養を取っている方は、食欲がないことが多いようです。

このように、3つの条件が揃うことにより、おいしく食べることができるのです。

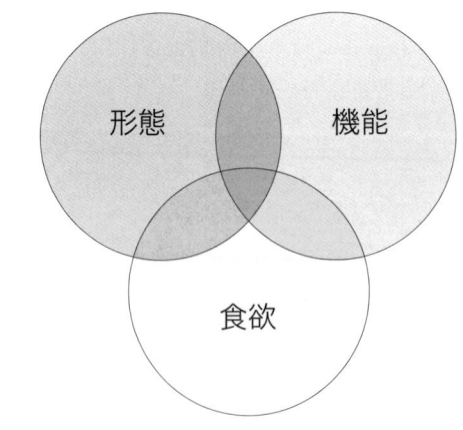

図94．おいしく食べる条件

5　食べる機能の発達と減衰

哺乳機能は胎児にも本能（反射）として備わっているようですが、食べる機能は生後、内部的な成長発育や、外部環境因子（食事姿勢、食形態、食具などや離乳食などの経験）などにより獲得される機能です。発達障害の場合には、食べる機能の発達が遅れることが多いようです。

また、通常3歳前後で食べる機能は完成しますが、その後、脳卒中などの中途障害により口唇、舌、のど（咽頭）が麻痺して食べる機能の障害を生じることもあります。また、老化によっても食べる機能は低下します（図95）。

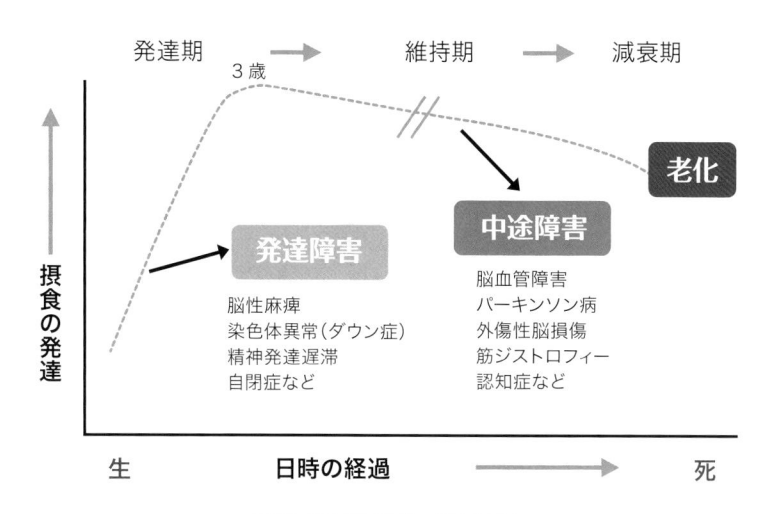

図 95. 摂食嚥下機能の発達と減衰
（金子芳洋：日本歯科医師会雑誌 43-2 1990.5 を改変）

6 食べる機能の障害の要因

食べる機能の障害は下記のような様々な要因で生じます（図96）。
1) 中枢神経系の障害（脳性麻痺などの運動機能障害、ダウン症などの知的障害など）
2) 口や顔面領域の形態発育の遅れ
3) 咀しゃくに関係する筋肉の協調運動に問題がある場合
4) 感覚運動体験不足で、触覚過敏がある場合
5) 重度の障害があり、生活のリズムの乱れや全身状態が悪化している場合
6) 不適切な食事環境（姿勢・食形態、介助方法、摂食器具）

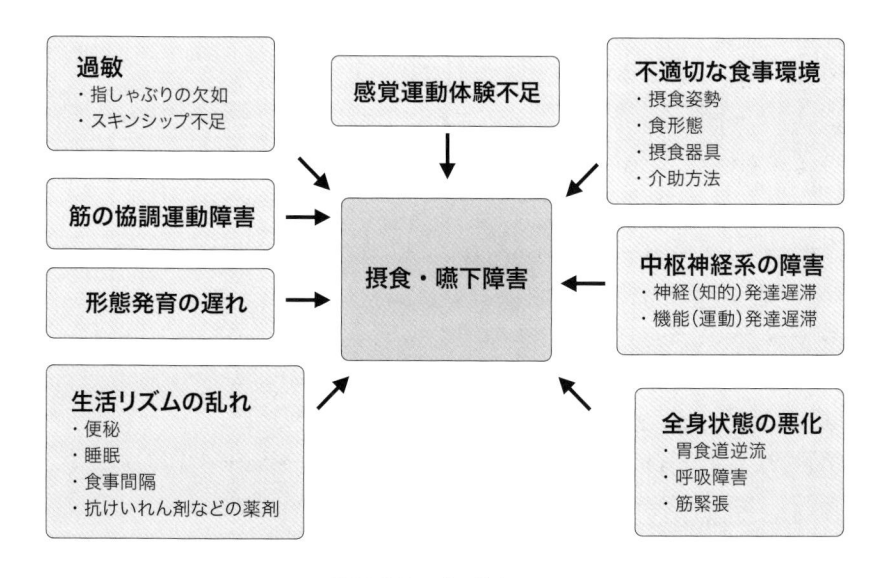

図 96. 摂食・嚥下障害の要因
（金子芳洋 編：食べる機能の障害 44 医歯薬出版 1987 を改変）

7 食べる機能（摂食機能）は本能ではない

哺乳のための機能（哺乳反射）は、胎生期にすでに発達しています。しかし、食べる機能は、生後に発達し獲得されます。獲得されるためには、個体の内部的な成長発育（発達程度）や外部環境因子（食べるときの姿勢・介助法、食形態・食器具など）が関与し、健常児（定型発達児）の場合には生後3歳くらいで自食ができるようになります。

8 食行動と食べる機能の発達過程

食行動は、哺乳→介助食べ→手づかみ食べ→食具食べ（自食）と発達します。食べる機能と食行動が獲得されるまでには発達段階があります。食べる機能（摂食機能）を獲得するまでの発達段階は、①経口摂取準備期→②嚥下機能獲得期→③捕食機能獲得期→④押し潰し機能獲得期→④すり潰し機能獲得期→⑥自食準備期→⑦手づかみ食べ機能獲得期→⑧食具食べ機能獲得期の8段階あり、通常はこの順番に発達します（図97）。この発達段階を考えずに、咬めないから直ぐ咀しゃく訓練を行ったりすると、発達が阻害されることがあります。ですから、子どもがどの発達段階であるかを評価し、その発達段階に合わせた訓練指導を行います（表1）。

表1. 摂食機能発達過程と機能不全症状およびその対応
（向井恵美 著：小児摂食動作の評価と訓練、総合リハ、30：1317-1322 医学書院 2002 図1、図2、図3より作成）

機能獲得段階	動きの特徴	機能不全の症状	指導・訓練法
経口摂取準備期	哺乳反射、指しゃぶり、玩具舐め、舌突出など	拒食、過食、接触拒否（過敏）、誤嚥、原始反射の残存など	脱感作療法、呼吸訓練、姿勢訓練、嚥下促通訓練など
嚥下機能獲得期	下唇の内転、舌尖の固定、食塊移送、舌の蠕動様運動など	むせ、乳児嚥下、逆嚥下（舌突出）、流涎など	嚥下促通訓練、摂食姿勢訓練、舌訓練（口外法）、顎運動訓練など
捕食機能獲得期	顎口唇の随意的閉鎖、上口唇での取り込みなど	こぼす、過開口、舌突出、食具（スプーン）咬みなど	捕食（顎、口唇）訓練、口唇（口輪筋）訓練など
押し潰し機能獲得期	口角の水平の動き（左右対称）、扁平な赤唇など	丸飲み（軟性食品）、舌突出、食塊形成不全など	捕食（顎、口唇）訓練、舌（舌筋）訓練、頬（頬筋）訓練など
すり潰し機能獲得期	頬と口唇の協調、口角の引き、顎の偏位など	丸飲み（軟性食品）など	咀しゃく訓練、咬断訓練、舌（舌筋）訓練、側方運動訓練など
自食準備期	歯固め遊び、手づかみ遊びなど	犬喰い、押し込み、流し込みなど	摂食姿勢（自食）訓練、手と口の協調訓練
手づかみ食べ機能獲得期	顎部の回旋と手掌での押し込みの消失、前歯咬断など	手掌で押し込む、引きちぎる、こぼす、咀しゃく不全など	手指からの捕食・咬断訓練、種々の作業療法など
食具食べ機能獲得期	顎部の回旋、食具の口角からの挿入とその消失など	食器で押し込む、流し込む、こぼす、咀しゃく不全など	食具からの捕食訓練、種々の作業療法など

また、食べる機能は、全身の発達（粗大運動）や口腔や歯の発育とも深く関係します。例えば、首が座り、座位が出来るようになる時期や下の前歯が萌えてくる時期、原始反射（探索反射、吸啜反射、咬反射など）が消失する時期は、離乳開始期である生後5ヶ月前後に相当します。ですから、暦年齢（月齢）が高くても、首の座りが悪い、歯が萌えていない、原始反射が残っている時期に食事訓練を行っても、なかなか食べる機能は獲得できません（図97）。

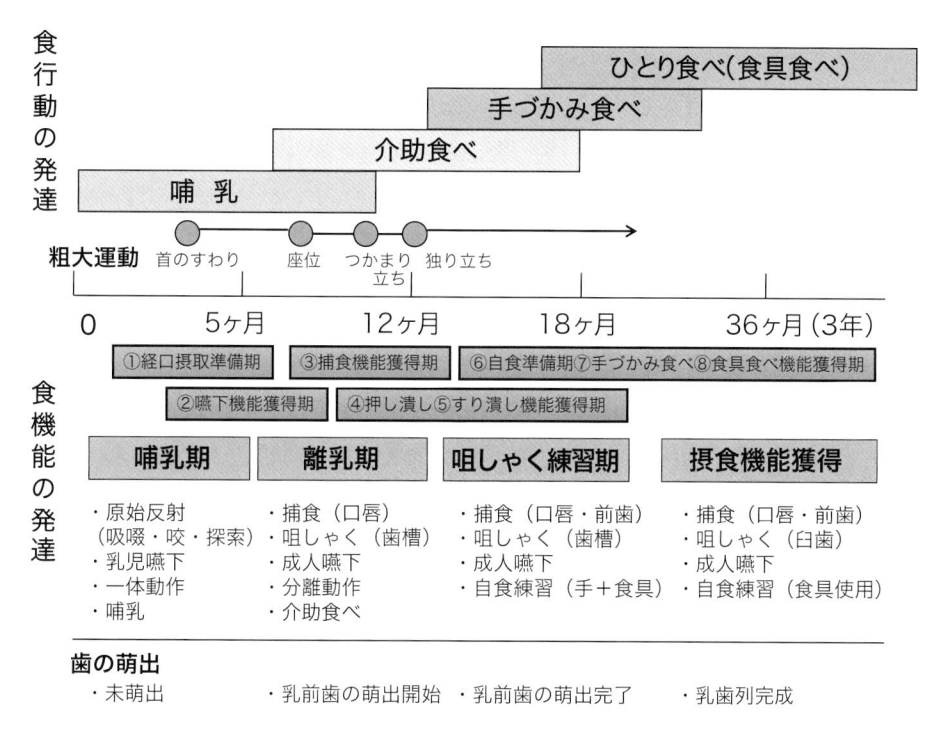

図 97. 摂食行動と摂食機能の発達過程
（向井美恵 編：食べる機能をうながす食事 32 医歯薬出版 1994 を改変）

第VI章

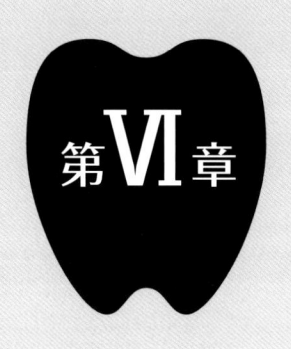

摂食指導

第VI章　摂食指導

1　摂食指導前のチェックポイント

摂食指導をはじめる前に、以下の項目についてチェックしてみてください。各項目に「いいえ」が多いとなかなか指導効果が上がりません。まだ口から食べる段階ではないと思われます。

□ 生活のリズムが規則的であるか	はい・いいえ
□ 覚醒してるか	はい・いいえ
□ 全身状態が安定しているか	はい・いいえ
□ 食べる意欲があるか	はい・いいえ
□ 口の中や周囲を触られても嫌がらないか	はい・いいえ
□ 口を閉じて飲み込み（嚥下）ができるか	はい・いいえ
□ 首が座っているか	はい・いいえ
□ 食べる機能が発達しているか（摂食機能獲得段階）	はい・いいえ
□ 手と目と口の協調運動に障害があるか	はい・いいえ

2　摂食指導

摂食指導は、1）食環境指導、2）食内容指導、3）摂食機能訓練の3つに分けて行うと良いでしょう。

1）食環境指導

(1) 心理的配慮：子供の視線をとらえ、声かけを行い、食物を見せてから口に運びましょう。また、手づかみ、遊び食べを十分にやらせることが重要です。

(2) 食事の雰囲気：食器を子供の見える位置に置き、孤食をさけ、楽しい雰囲気で食事をしましょう。

(3) 介助者の心遣い：味覚経験を増やしましょう。また、食物の温度・味・香りに気を配りましょう。また、口に食物を運ぶ速度に注意し、口を開くまでは、無理に入れないようにしましょう。

(4) 摂食姿勢：緊張がでない姿勢が飲み込みやすくなります。まだ座位が出来ない身体が小さい子どもの場合には、図のように腰を安定させ、膝を曲げ、手を前にして、首は少し前屈する姿勢（反射抑制姿勢）がリラックスして良いでしょう（図98）。

脳性麻痺の方の場合には、伸展反射が起きやすくなりますので(図99b)、自立座位が可能な場合には、膝・腰・肘をほぼ直角に曲げ、首をやや前傾し、足底部を床につけると良いでしょう（図99a）。また、座位ができない場合には、座位保持椅子などで食事を行いましょう（図100）。

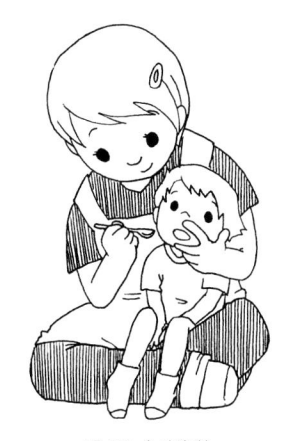

図98. 介助姿勢

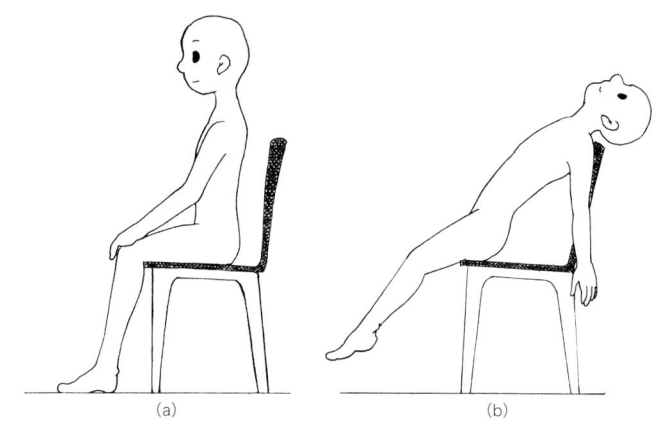

図99. 自立座位の姿勢
（金子芳洋 編：食べる機能の障害 66 医歯薬出版 1987 を改変）

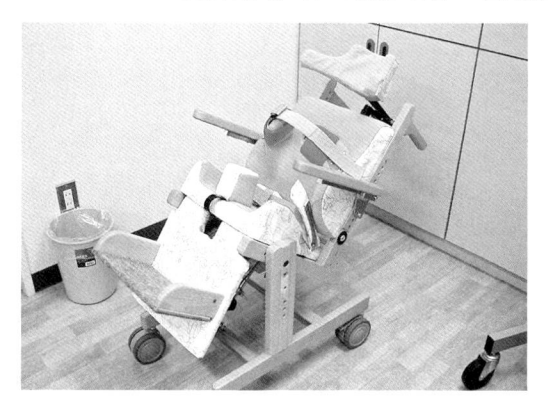

図100. 座位保持椅子（オーダーメイド）

(5) 摂食器具：摂食時に使用するスプーンは捕食しやすいようにボール部（凹み）が浅く、また、一口量が多めにならないように、小さめ（口裂の幅の2/3以下）のものを選択すると良いでしょう。最近は、金属製のものよりシリコーン製のスプーンが好評です（図101）。

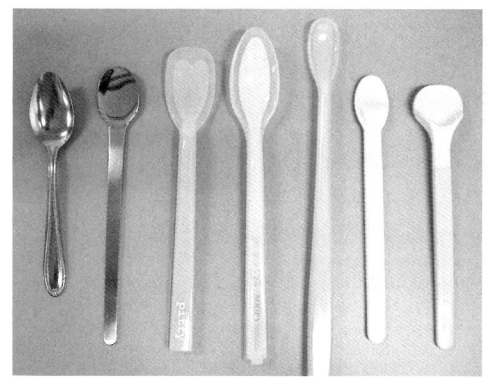

図101. 各種摂食スプーン

また、水分摂取時にむせてしまう方や水分摂取訓練には、図102のようなコップが優れています（当センターで開発した製品：長田ら、1999.）[12]。このコップは、口をつける縁の反対側がU字にカットしてあり、鼻に当たらないので頭部が後屈せずに飲めます（むせにくい）。また、口唇の動きが観察できます。さらに、目盛りが付いているので、飲んだ量が分かりますし、取手が回転、着脱可能なため、全介助や半介助の方でも使用できます。など多くの利点を有する便利な製品です。

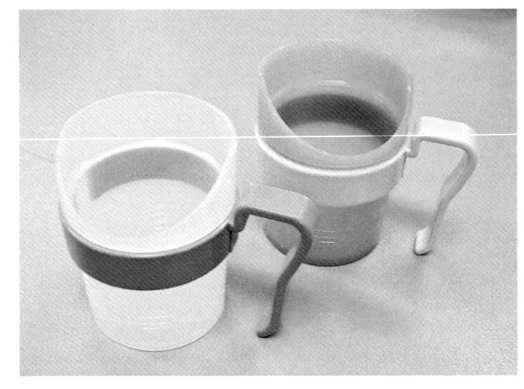

図102. 水分摂取訓練用コップ

2）食内容指導
（1）調理の3要因
　昔は、病院や施設で提供される食事は、流動食、刻み食、普通食の3段階程度しかありませんでした。この頃は大きさ中心の時代で、食べにくい場合には、刻んで小さくしたり、ミキサーにかけたりしていました。とくに、刻み食はトロミを付けないとまとまりにくく、むせることが多いようでした。最近、硬さやトロミを付けることが重要視されるようになり、大きさ・硬さ・トロミが調理の3要因になっています（図103）。

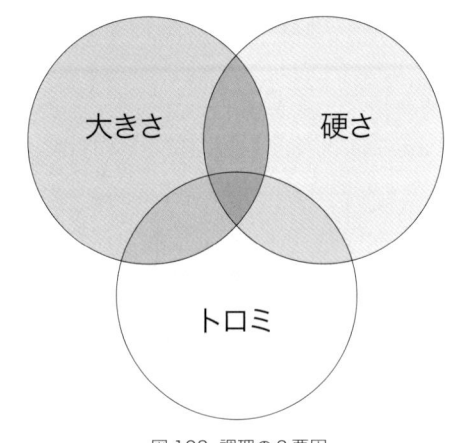

図103. 調理の3要因

（2）口の機能に合った食形態（調理形態）
　摂食指導を行っていくうえで、食物の調理形態をその方の食べる機能に合わせることがきわめて重要です（表2）（図104）。

表2. 口の機能と食形態

口の機能の発達	適した食形態
舌は前後の動き。舌と顎の動きが連動する。飲み込み時に唇の閉鎖が出来る	初期食（ペースト食）：ヨーグルトなど
舌の前後・上下の動き。舌と上あごで食物を押し潰すことができる。飲み込み時に口角が引ける。	中期食（押し潰し食）：プリン、豆腐など
舌の前後・上下・左右の動き。舌で左右の臼歯に食物を送り、すり潰すことができる。咬む側の口角が引ける	後期食（軟固形食）：歯ぐきで潰せる程度の硬さ

飲み込みに障害（嚥下障害）がある方に適した食物調理では、軟らかくする（切り方、つなぎ、加熱）。トロミを付けてまとまりのある形態にする（でんぷん、市販の増粘剤、ゼラチン）。などの工夫が必要です。

トロミが強すぎるとべたつきが多くなり、口の中やのど（咽頭）に残ってしまい、誤嚥や窒息する危険性が高くなるので、一般的には軽く糸を引く程度が適切です。

> トロミの強さ：ジャム状 ＞ はちみつ状 ＞ ポタージュ状

（3）むせやすい食品

むせやすい食品は、

① 水のようにさらさらした液体
② 水分が少なくパサパサしたもの（ふかし芋、ゆで卵の黄身など）
③ 口の中でまとまりにくいもの（きざみ食、肉、かまぼこなど）
④ 口の中にはりつきやすいもの（青菜類、海苔、わかめ）
⑤ 口の中でべたべたするもの（餅など）
⑥ 酸味や刺激の強いもの（酢の物、ドレッシング、からし、わさび
⑦ すべりがよすぎるもの（ところてん　糸こんにゃく）
⑧ 熱すぎるもの（お粥・汁物）

です。これらの食品をさけるか、摂取する場合には気をつけましょう。

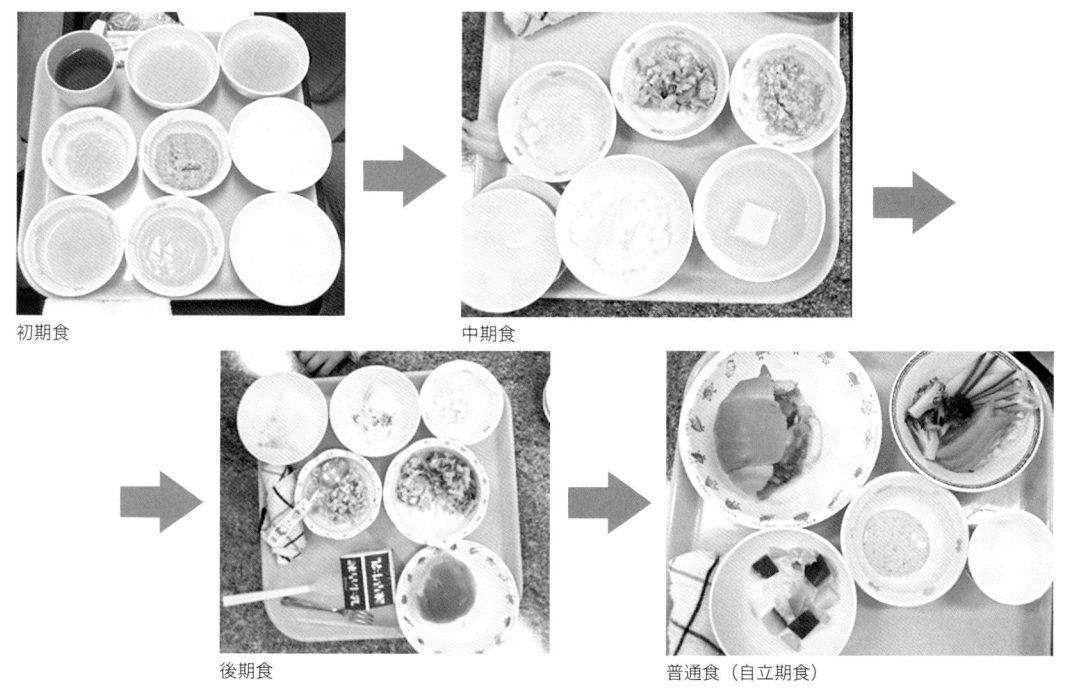

初期食 → 中期食 → 後期食 → 普通食（自立期食）

図104. 発達段階に合わせた食形態（4形態）

（4）栄養（水分指導）

　食べる機能に障害があると、栄養のバランスが悪くなりやすいです。さらに、低栄養になり、免疫力が低下して、感染しやすくなることもあります。また、飲み込みに障害があると脱水となり、血液が濃縮され脳梗塞などが起きる場合もありますので、適切な栄養・水分指導が必要です。以下の項目を考慮して食事や水分の量やバランスを考えましょう。

① 体重、年齢、運動量
② 食事と間食
③ 乳汁と固形食（哺乳量と経口摂取量）
④ 栄養所要量（必要量と摂取量）
⑤ 栄養のバランス（食品群と食品構成）
⑥ 便秘に対する指導
⑦ 脱水（水分摂取量、尿量、流涎）指導
⑧ 補助栄養食品や水分補給ゼリーなどの利用

3）摂食機能訓練

摂食機能訓練には、食べ物を使わない安全な間接訓練と食べ物を使った直接訓練があります。

（1）間接訓練

①摂食・嚥下体操：口腔内周囲筋のストレッチ
②口腔ケア：感覚受容の促進、摂食嚥下の準備
　食べる前に口の中や周囲の筋肉のストレッチ体操をしましょう。また、口腔ケア（歯磨き）により、口の細菌を減少させ、感覚を高め、食べる準備を行います。

③姿勢保持訓練：座位保持、仰臥位頸部前屈姿勢
　姿勢が悪いと、上手く食べることができません。脳性麻痺の方の場合には緊張してしまい、異常反射が誘発されたりします。寝たきりの場合には、少し身体を起こし、頸部をやや前屈すると良いでしょう。また、座位姿勢ができない場合には、座位保持椅子などを使用してリラックスしやすい姿勢にしましょう。自立座位が可能な方は、基本的には、足底部は床につけ、膝・腰・肘をほぼ直角に曲げ、頸部はやや前屈させる姿勢がむせにくく食べやすい姿勢です。

④過敏の除去（脱感作）療法
　口の中や周囲を触れると嫌がる場合には、触覚過敏が疑われます。脱感作療法により過敏の除去を行いましょう。実際の手順は、身体の中心ほど過敏が強いので、手や足など遠い部位から始めてください（図105の左）。

　まず、過敏のある部分（皮膚、歯ぐき、粘膜）に手のひらや指で圧迫して下さい（図105の右）。嫌がりますが、そのまましばらく（10～20秒）圧迫刺激を加えますと緊張が緩んできます。その動作をくり返し行います。過敏がなくなれば、もう少し身体の中心部に近付けて行います。この際に、注意することは、決して表面を擦らないこと。食事とは別の時間に行うことです。

<u>口の中の過敏の除去の順序（図106）</u>

　人差し指を口腔内にゆっくり挿入し、歯肉に一定圧を加えましょう（10～20秒）。

　順序は、①②下の奥歯→③④上の奥歯→⑤下の前歯→⑥上の前歯、と奥歯から始めましょう。

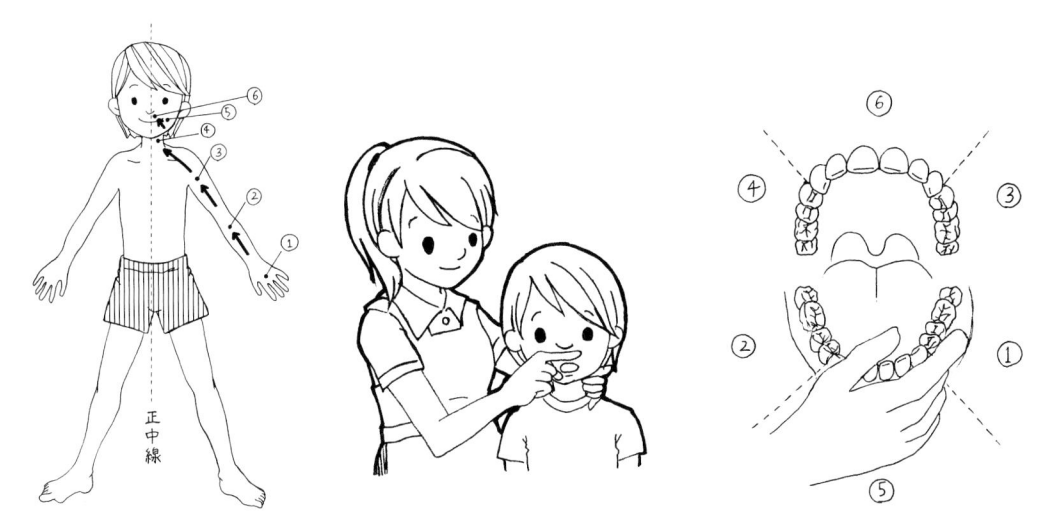

図105. 過敏の除去（脱感作）療法

図106. 口腔内の過敏の除去（脱感作）療法と順序

⑤**呼吸訓練：鼻呼吸訓練、呼吸と嚥下の分離**

　食物が口のなかで処理されている間は、口唇は閉じていて、呼吸は鼻から行われています（鼻呼吸）。ところが、障害児・者は、口唇の閉鎖が弱く口呼吸の状態になり、鼻呼吸があまりできなくなっていることが多いようです。この場合、食べながら呼吸も口で行うので、食べる機能と呼吸機能が協調できず、むせやせき込みなどを起こしやすくなります。鏡を鼻の下に置き、鏡の曇り方で鼻呼吸ができているか確認します。鼻呼吸ができていない場合には、介助下で顎と口唇を閉鎖させ一定時間鼻呼吸をさせます。徐々に時間を長くしていきます。一日数回行うと良いでしょう。

⑥**嚥下促通訓練：歯肉マッサージ（ガムラビング）**

　唾液の分泌を促し、飲み込み（嚥下）を誘発させるためには、嚥下促通訓練があります。歯肉マッサージ（ガムラビング）：指の腹を歯と歯ぐきの境目に当て、前歯から奥歯に向かって1方向にリズミカルに擦ります（1秒に2回くらい）。介助下で口唇と顎を閉じた状態で行います。唾液が出てきますので、飲み込む練習も行います。これを繰り返すことにより、正しい飲み込み（嚥下）ができるようになりますし、口の中の感覚機能を高める効果もあるようです（図107）。

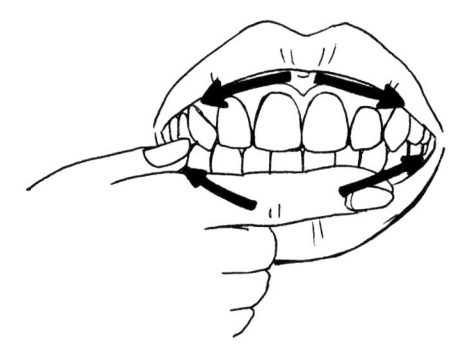

図107. 歯肉マッサージ（ガムラビング）
（金子芳洋 編：食べる機能の障害 121 医歯薬出版 1987を改変）

⑦筋刺激訓練：口唇訓練、舌訓練、頬訓練
・口の中や周囲の筋肉を刺激する訓練法には、バンケード法、アイスマッサージ、バイブレーションなどがあります。
本稿では、重度障害児・者で口（筋肉）が動かない場合や患者の協力が得られない場合に、介助者が一方的に行う<u>受動的刺激法</u>を紹介します。

・口唇の緊張が低く、口唇を閉じる力が弱い場合には<u>口唇訓練</u>。舌筋の緊張が低く、舌の動きが悪い場合には<u>舌訓練</u>。頬筋の緊張が低く、食べ物が口角からこぼれたり、口の中に残るような場合には<u>頬訓練</u>を行います。これらの訓練は、食前に1日2〜3回、5〜10分行います。毎日すこしずつ長期間行うことが大切です。訓練は顎を閉じた状態で行いましょう。

<u>口唇（口輪筋）訓練（図108，109）</u>
①上下唇を3等分して口輪筋の走行に対して垂直に縮めます（図109,a）。
②上下唇を2等分して指を口唇の内側に入れ外側に膨らまし、口輪筋を伸ばします（図109,b）。
③上下唇を3等分して口輪筋の走行に対して平行に縮めます（図109,c）。
④上下唇を3等分して口輪筋の走行に対して平行に伸ばします（図109,d）。

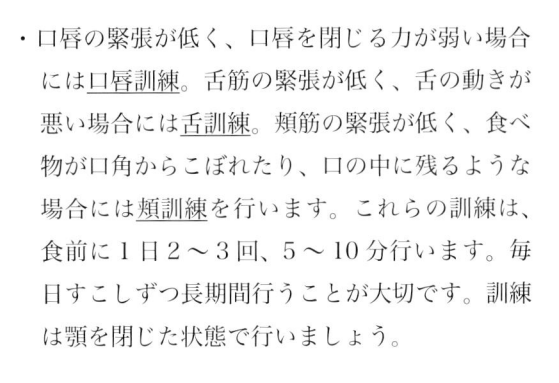

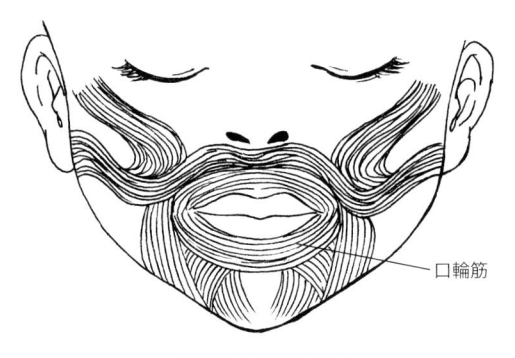

図108. 口輪筋の走行

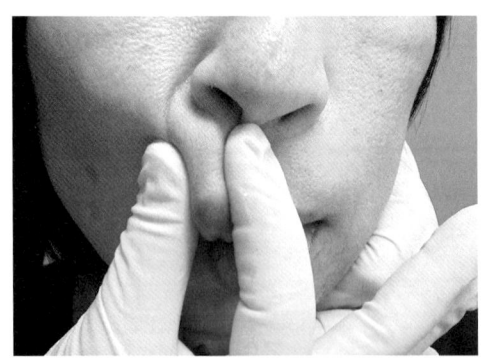

a. 口輪筋の走行に対して垂直に縮める

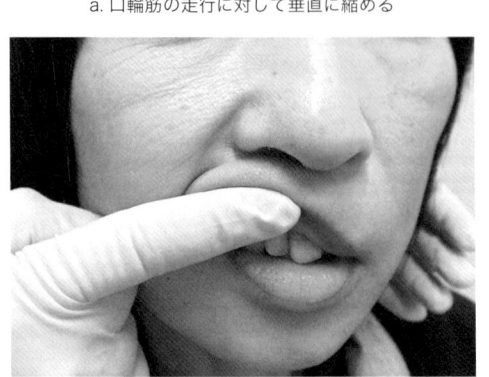

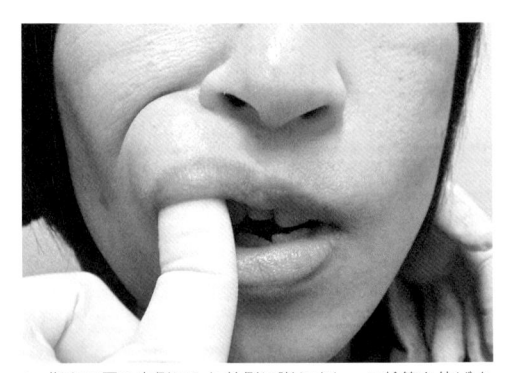

b. 指を口唇の内側に入れ外側に膨らまし、口輪筋を伸ばす

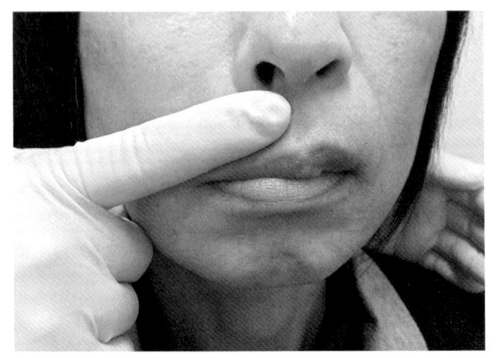

c. 口輪筋の走行に対して平行に縮める

d. 口輪筋の走行に対して平行に伸ばす

図109. 口唇（口輪筋）訓練

舌訓練　（図110）
①口外法：顎の中央部の軟らかい部分を親指で押しあげます（左図）。

②口内法：スプーンなどを利用し、上下や左右に向かって押します（中央図、右図）。

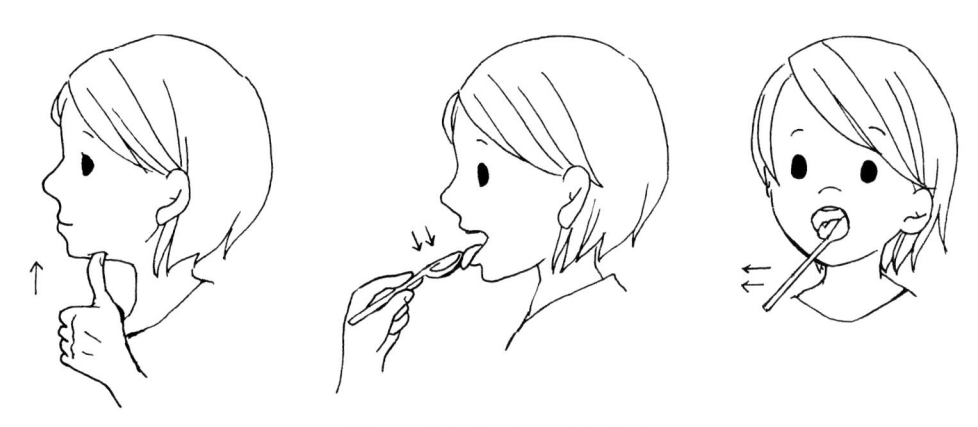

図110. 舌訓練：口外法（左図）、口内法（中央図・右図）

頬訓練　（図111）
人差し指を頬の中央部に入れ外側に膨らます。頬が硬い場合には親指と人差し指でもみほぐします。

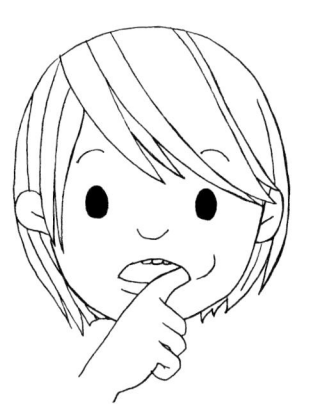

図111. 頬訓練

（2）直接訓練

直接訓練には、下記のような訓練法がありますので必要に応じて行います。

①嚥下訓練：味覚刺激嚥下、うなずき嚥下、横向き嚥下
②捕食訓練：捕食介助訓練（食具の位置、角度）、顎・口唇の介助訓練
③咀しゃく訓練：咬断，臼磨訓練（歯根膜感覚と顎運動）、口唇・頬・顎運動の協調
④水分摂取訓練：スプーン、コップからの摂取訓練。増粘食品の利用
⑤自食訓練：口と手の協調訓練（食具食べ訓練）

① 食物摂取時の介助法（図112～114）

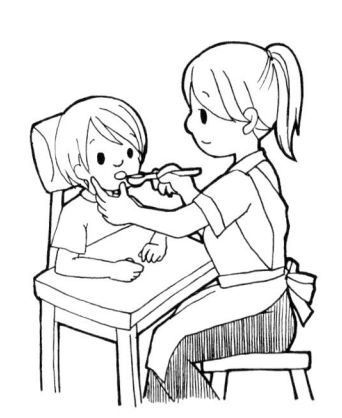

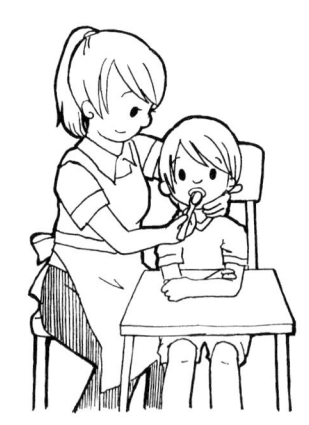

図112. 食事介助法（左：前方からの介助、右：側方からの介助）
下あごを支えながら、スプーンを水平にして、口の中央から下唇にのせます。

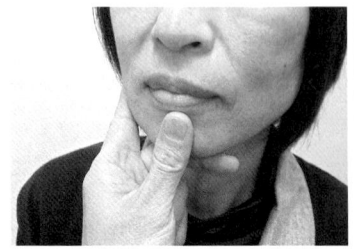

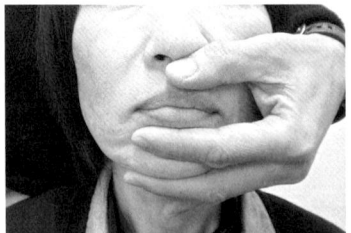

前方からの介助　　　　　　　　　　　後方からの介助

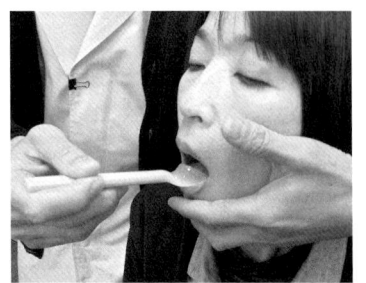

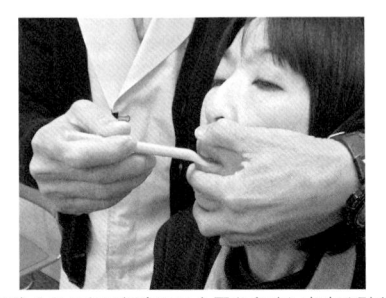

図113. 口唇、顎の介助法

スプーンを2/3ほど入れ上唇が降りるのを待つ　　　上唇が降りてこない場合には上唇を介助し真直ぐ引き抜く

図114. 食物摂取時の介助法

② 捕食訓練

　食事介助時の姿勢は、比較的頭部のコントロールは良い場合には、前方から介助します。頭部のコントロールが悪い場合には、横から介助するとよいでしょう。顎を支えながらスプーンで食べさせます。スプーンを抜いたら、下顎を閉じさせます（図112,113）。

　口唇を使って捕食することが大切です。まず、スプーンの選択は、口の大きさや口唇の閉じる強さにより選びます。つぎに、スプーンを下唇に触れることで開口の刺激を促します。口が開いたら下唇にスプーンをのせ、2/3まで口に入れます。上唇を下ろして口唇閉鎖を促し、口が閉じたらスプーンを真直ぐに引き抜きます（図114）。

　注意することは、スプーンをこすり上げない。食物を口の中に入れ込まないことです。舌の前方部に食物が置かれることが重要です。また、顎が上がってしまうと誤嚥しやすいので気をつけましょう。口や顎が閉じない場合には、口唇や顎の介助が必要です。

③ 咀しゃく訓練（図115,116）

　押し潰し機能が獲得されたら、つぎに咀しゃく訓練を行います。
・前歯で食物を一口大に咬断し、その物性に応じて咀しゃくするか押し潰すか飲み込むかを判断します。硬い食物の場合には、咀しゃく側の奥歯の咬み合わせの面に食物を乗せ、頬と舌でこぼれないように保持しながら下顎の臼磨運動が起こり、すり潰します（図115）。
・訓練で使用する食品は、皮付きウインナー、ゴボウ、ポッキーなどスティック状で口の中でばらけにくい繊維性の強いものや咬むと音のするものを選びましょう（図116）。

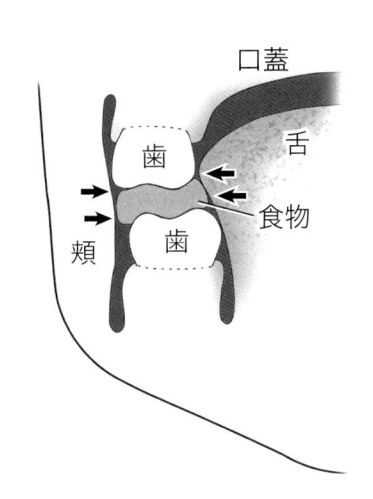

図115. 臼磨訓練（顎と舌と頬の協調運動）
（向井美惠 編：食べる機能をうながす食事38 医歯薬出版 1994を改変）

図116

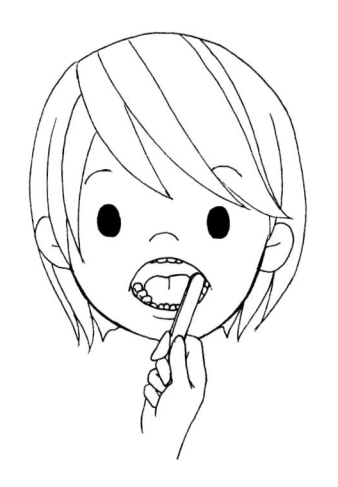

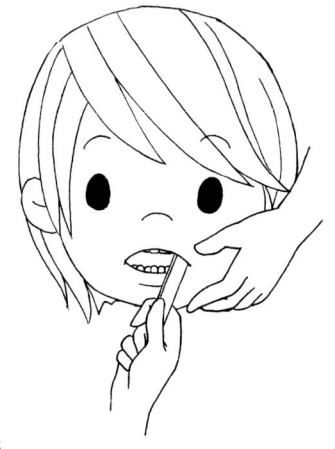

咀しゃくの動きを引きだす練習　　顎を固定し上下させて介助する

④ 水分摂取訓練（図117～119）

　水分摂取は食物摂取よりも難しく、定型発達児でも一口飲みができるようになるのは、離乳食中期の頃（生後7～8ヶ月）です。以下の段階で行うと良いでしょう。

第1段階：スプーンで一口飲みの練習（トロミ付与→トロミなし）。
注意点：上唇が液体に接触するようにします（図117）。
第2段階：コップで一口飲みの練習（トロミ付与→トロミなし）（図118）。
注意点：上唇を液体に接触させたところで傾きを止めます。口角いっぱいにコップをくわえないようにコップを引きます。また、ダウン症の方に多いのですが、コップの下に舌が入らないように注意しましょう（図119.a）。
第3段階：コップでの連続飲みの練習（トロミ付与→トロミなし）。
第4段階：ストローでの練習（図120）。
　4－1　ストローの吸い口を指で塞ぎ、液体を先端に貯留させ、口唇の間に挿入し、指を離します。
　4－2　牛乳パックなどの紙製の容器を指で圧迫して、液体を口腔内に入れ、徐々に自力で吸わせます。
注意点：吸啜（きゅうてつ）動作が残存している場合には使わないようにしましょう。ストローの先端は、原則として前歯の手前にしてください。一定以上入らないようにストッパーなどを付けると良いでしょう。

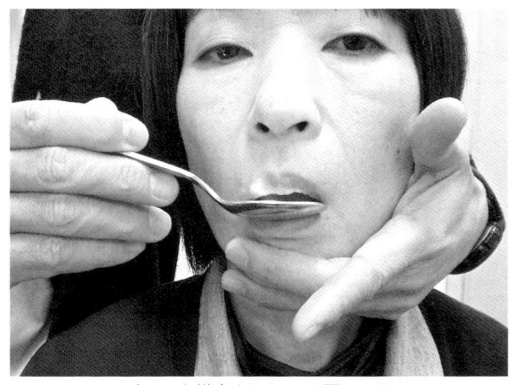

第Ⅵ章　摂食指導

スプーンを横向きにして下唇にのせる 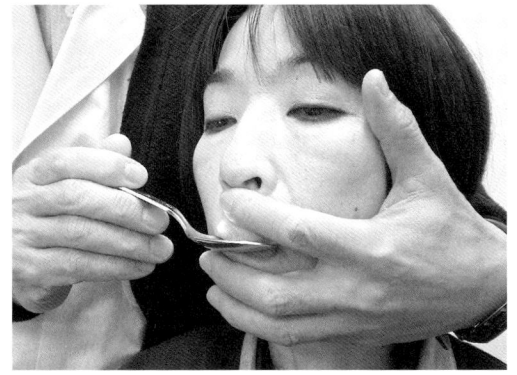　　　　　　　　上唇を降ろして水平に触れさせる

図117. スプーンによる水分摂取訓練の実際

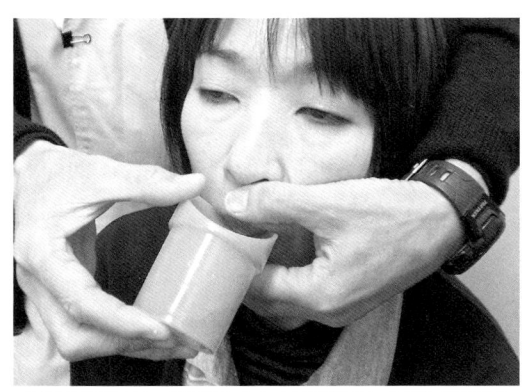

上下唇の間にコップの縁を入れ上唇を濡らしながら飲ませる

図118. コップによる水分摂取訓練

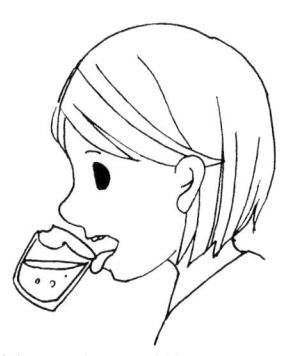

(a) コップの下に舌が入っている　　(b) 下唇の上にコップがのっていない　　(c) 上唇が水面に触れていない

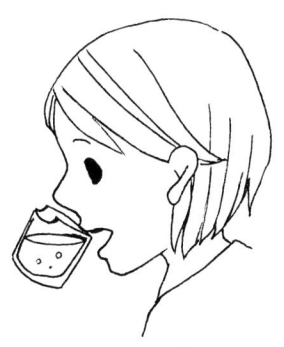

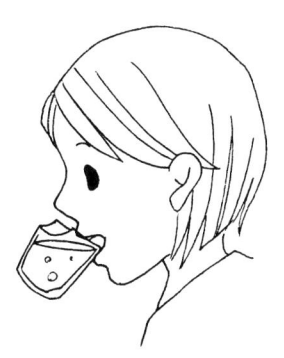

図119. 誤ったコップの使用例
（金子芳洋 編：食べる機能の障害 113 医歯薬出版 1987 を改変）

・舌の機能発達は、後方部は哺乳時期（吸啜）に発達し、中央部は押し潰し時期に、前方部はすり潰し時期や発音する時期に発達します。舌の奥のみで前方を使わないと発音障害や丸飲みを生じることがあります。

・ストローの先端部の位置は、口唇と歯の間が適正です（図120.a）。奥に入れ過ぎると乳児用嚥下を誘発する可能性がありますので、ストッパーなどを付けてストローの入れ過ぎには注意しましょう（図120.b）。

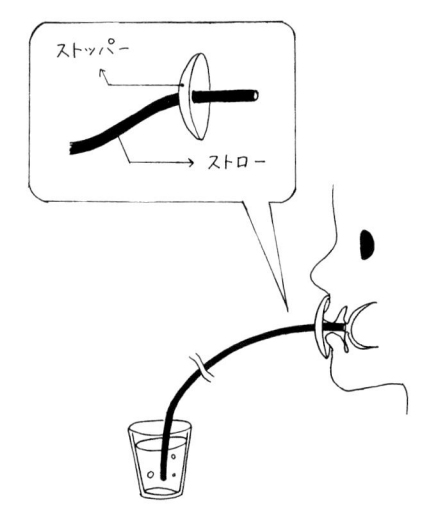

(a) 正しい：口唇と歯の間　　(b) 誤り：奥に入れ過ぎ

図120. ストローの使い方
（金子芳洋 編：食べる機能の障害 126 医歯薬出版 1987を改変）

⑤ 自食訓練（図121）

　手づかみ食べや食具食べは、目と手と口の協調運動で行われます。脳性麻痺などで協調運動に障害があったり、手が麻痺や拘縮のため食具が上手く持てなかったり、微細運動が困難な場合には、自食訓練を行います。

　スプーン、フォークの持ち方は、発達に合わせパームグリップ（掌握状）からフィンガーグリップ（手指状）と調節していき、最終的にはペングリップ（執筆状）へと移行させます（図121）。また、握力が弱い場合には、柄を太くしたり、口の中央から食具が入れられない場合には、スプーンやフォークの柄を曲げたりして、食具を改良して使用すると良いでしょう。

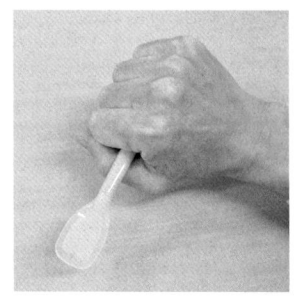

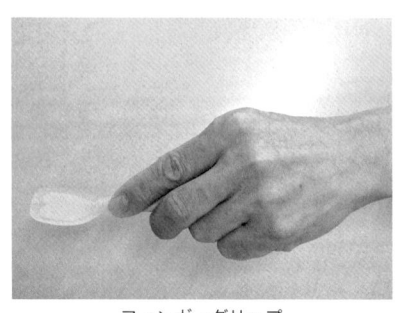

パームグリップ　　フィンガーグリップ　　ペングリップ

図121. スプーンの把持の発達

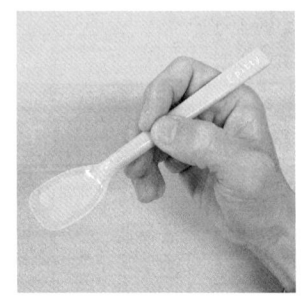

3 障害別摂食指導

1）ダウン症

（1）摂食時の問題点
・口が閉じていないために食物をこぼす。
・舌が口から突出した状態で食べたり飲んだりする。
・舌が大きく咬み合わせの面まで覆われてしまい、奥歯で咬めないので丸飲みしてしまう。
などの問題点があります。

（2）対応法
・口唇や顎を介助して口や口唇を閉鎖させる捕食訓練を行います。
・舌が出たら、スプーンの先で舌先を押して口の中に納めてから食べさせるようにします。
・舌の上下や左右の動きが弱い場合は、バンゲード法などの舌の筋訓練などを行います。
・丸飲みに対しては、一口量を調節したり、咀しゃく訓練を行います。

（3）Nさんの摂食指導の実際

Nさんは1歳7ヶ月のダウン症の女児ですが、咬まずに丸飲みするのでお母さんが気になって摂食指導を希望されて来院しました。

お弁当を持参してもらい、食事場面を観察すると、口唇閉鎖がなく食事時に舌が出ることがありました。また、食形態は軟らかめのきざみ食で、食べる機能に適していないようでしたので、ほとんど丸飲みの状態でした。また、口の周囲に触覚過敏が認められました。

そこで摂食指導の目標と指導計画を立て実施しました。

短期目標は、過敏を除去し、捕食機能・押し潰し機能を獲得すること。

長期目標は、すり潰し機能獲得後、可能であれば自食することとしました。

指導計画

		問題点	指導内容
食内容（形態）		軟らかめのきざみ食	初期食から中期食にする
食環境	姿勢：前傾、犬食い	体型にあった椅子
	食具	摂食スプーンと水分摂取訓練コップ 介助時の声かけ
口の機能（動き）	口唇閉鎖ができない	顎と口唇の介助、バンゲード法（口唇訓練）、楽器遊びなど
	口周囲に過敏がある	過敏の除去訓練
	丸飲みが見られる	中期食での押し潰し機能訓練、舌訓練

経過

	初来院時の状況（1歳7ヶ月）	指導4年3ヶ月後（5歳10ヶ月）
全身の発達	自立座位	歩行可
身長・体重	71cm、7.6kg	100cm、16.8kg
過敏	口の周囲に過敏あり	過敏なし
舌の運動	前後（上下）	前後・上下・左右
水分摂取	コップ飲み時に舌出しあり	コップで連続飲み可能
食形態	軟食～きざみ食	普通食
食具	スプーン・ストローつきコップ	スプーン・フォーク・箸・ストロー
摂食介助	全介助	自食
摂食姿勢	前傾・犬食い	ほぼ良好
機能獲得段階	捕食機能獲得不全 押しつ潰し機能獲得不全	自食獲得

指導経過の概要

　食行動面では、初来院時は全介助で食べていましたが、指導後10ヶ月（2歳5ヶ月）で手づかみ食べ行動がでてくるようなりました。2年10ヶ月後（4歳5ヶ月）には食具食べ動作が見られるようになり、把持方法もパームグリップからペングリップへと上達しました。3年7ヶ月後（5歳2ヶ月）には箸を使用するようになりました。

　食機能面では、指導1年後（2歳7ヶ月）には、すり潰し動作が見られはじめ、1年10ヶ月後（3歳5ヶ月）には食形態がレベルアップし、野菜や豚の薄切り肉も摂食可能となりました。

　水分摂取では、コップ飲み時に舌の突出が見られましたが1年半後にはコップ飲みも舌を出さずに上達しました。最終的には、指導後4年3ヶ月頃（5歳10ヶ月：指導20回）に自食可能となりました。

2）脳性麻痺

　脳性麻痺は咀しゃく・嚥下・呼吸の協調運動に障害があり、また、不随意運動や筋の緊張などにより摂食・嚥下障害を生じやすいようです。

（1）摂食時の問題点
・姿勢の異常が見られることがあります。
・開口の調節や口唇の閉鎖が難しいようです。
・咬む反射などの原始反射が残っている場合が多いようです。
・顔や口の中に過敏がみられることがあります。
・協調運動が苦手です。

まとめ

　自食までの道のりが長かったのは、一般的にダウン症児は全身の発達が緩慢ですが、摂食機能の発達も同様であると思われます。良好な経過が得られたのは、比較的早期に家族が子どもの食べる機能の障害に気づいて早期から訓練を開始し、根気よく続けたことだと思いました。ダウン症などの早期に発見できる先天性疾患では、早期療育の一環として摂食指導を行うことは重要であると思います。

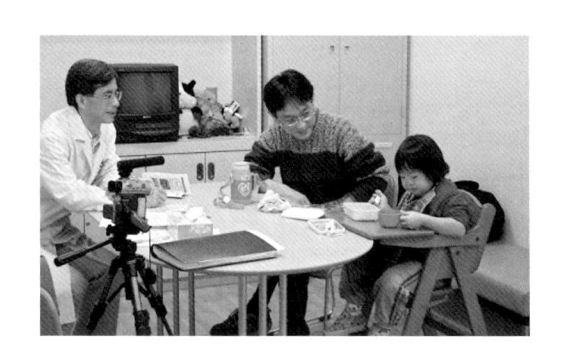

（2）対応法
・緊張が出ないように正しい姿勢を保持しましょう（反射抑制姿勢。）
・顎の介助により開口量を調節しましょう。
・口唇を使った捕食訓練（口唇の介助）を行いましょう。
・過敏がある場合には過敏の除去（脱感作）療法を行いましょう。
・機能にあった食形態にしましょう。

（3）Wさんの摂食指導の実際

Wさんは2歳5ヶ月の脳性麻痺の重度障害児ですが、食事時に口を開けてくれないのでお母さんが心配して摂食指導を希望されて来院しました。

妊娠28週での早産で仮死状態でした。出生時体重は886g、身長は35cmでした（超低出生体重児）。生後6ヶ月までは、入院先で経管栄養でしたが、その後人工乳となり、離乳食開始は1歳6ヶ月頃でした。

初来院時の食事場面を観察すると、嫌がって口を開けないことが多く、ペースト食を口に入れても舌で押し出すような状況でした。また、過敏が上唇に見られました。そこで、摂食指導の目標と指導計画を立て実施しました。

短期目標は、過敏を除去し、嚥下機能・捕食機能を獲得すること。

長期目標は、押し潰し・すり潰し機能獲得後、可能であれば自食することとしました。

指導計画

	問題点	指導内容
食内容（形態）	粒のあるペースト食	均一なペースト食にし、水分はミルクにトロミを付与する。味覚経験を増やす。
食環境	姿勢：頭部が不安定	後方または前方からの介助。頭部の安定を図る
	食具：プラスチックのスプーン	シリコーンや木へらのスプーンに変える
口の機能（動き）	口を開けない	甘味刺激訓練、歯肉マッサージなどの嚥下促通訓練の実施。
	上唇部に過敏がある	過敏の除去訓練

経過

	初来院時の状況（2歳5ヶ月）	指導2年9ヶ月後（5歳2ヶ月）
全身の発達	定頸不可、寝返り不可、座位不可	定頸可、座位可、立位訓練中
身長・体重	71cm、6.8kg	93cm、10kg
過敏	上唇にあり	なし
舌の運動	前後のみ	前後・上下・左右
水分摂取	人工乳、むせあり	コップで連続飲み可能
食形態	ペースト食	やや軟らかめの普通食
食具	離乳食用スプーン、哺乳瓶	スプーン、フォーク、コップ
摂食介助	全介助	半介助
摂食姿勢	頭部不安定	時々右に頭部傾斜する
機能獲得段階	経口摂取準備不全	手づかみ食べ・食具食べ機能獲得期

指導経過の概要

　介助法は、抱っこした時は後方から、椅子の場合には前方から行い、スプーンは、シリコーン製に変えてみました。食形態は、均一なペースト食にし、水分はミルクにトロミを加えてスプーンを横にして与えるように指導しました。その後、保育園に入り、保育士からも摂食指導を受けました。その後、お粥が好きになり、味覚経験も増え、食べられる種類も増えました。

　指導1年5ヶ月後（3歳10ヶ月）には、押し潰しが可能となり、すり潰しの練習を行いました。水分は、時々むせるのでトロミを少し付け、コップで1口飲みの練習を行いました。

　指導2年5ヶ月後（4歳10ヶ月）には、すり潰しも上達してきて、水分もトロミをつけなくてもむせずに飲めるようになりました。手づかみ食べの練習を行ったところ、マルボーロをかじることができて、お母さんはとても喜んでいました。

　指導2年9ヶ月後（摂食指導12回）には、右手が少し不自由なため介助を必要としますが、フォークを使った食具食べも可能となり、水分もトロミなしの連続飲みが可能となりました。食形態も軟らかめの普通食が食べられるようになりました。

　Wさんは、脳性麻痺を伴う超低体重の重度障害児で、初めは経口摂取を拒否する状況でしたが、練乳などの甘味刺激訓練などを行うことにより、経口摂取が可能となりました。その後、機能に適した食形態で練習する事により上達してきました。また、保育園や障害児通所施設において昼食時に摂食訓練が可能だったので、摂食機能の発達が促進されたと思われます。

まとめ

　一般的に、脳性麻痺児・者の摂食指導は困難ですが、身体機能の発達に合わせた摂食指導を早期から行うことがポイントとなります。また、姿勢などの問題から他職種との連携も必要でしょう。

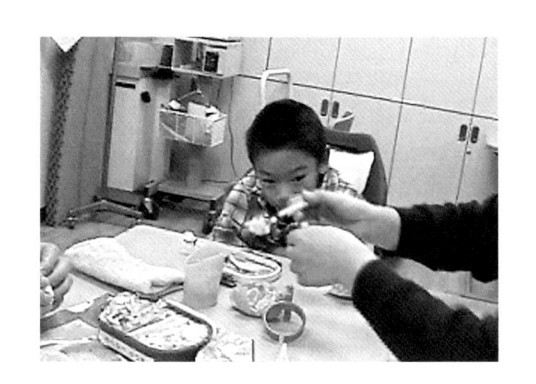

患者さんからのメッセージ

(Tさん本人)

　私は十数年前から障害歯科のある口腔保健センターにお世話になっています。むし歯や歯周病の治療、入れ歯の状態チェックと定期健診に通院しています。毎日の歯磨きや口内の手入れを丁寧に指摘してもらい、それを実践することで歯周病の進行を遅らせ、抜歯すべきところを何年も先延ばしにすることができました。これからも定期健診を忘れずに受けて、健康な歯を長く維持できるように努めたいと思っています。障害者歯科に関する本は、歯科関係者向けのものはたくさんあると思いますが、障害者が読んで参考にするようなものは、少ないのではないでしょうか。今回このような本が作られると聞き、ぜひ多くの人に参考になるといいなと思います。

(Kさんの母親)

　自閉症の男子の母です、長年、口腔保健センターにお世話になっております。小さい頃、歯が痛みだし、近所の歯科に連れて行ったところ、泣きわめいて何人かのスタッフから抑えられて情緒不安定になって以降、歯科を遠のいていましたが、障害者が行ける歯科があると教えてもらい、それから口腔保健センターに通うようになりました。その時は歯ぐきの腫れや出血、口臭があり、また当時は不安がったため、ネットを使って治療していましたが、スタッフの対応がとてもよくて治療することに徐々に慣れていき、ネットも使わなくなり、腫れ、出血、口臭も減少していきました。今は定期的に健診を受けており、むし歯はありません。障害者が利用できる歯科診療所があるのは、本当にありがたいと思っております。

定期管理（むし歯０のＨさん）

　息子が、口腔保健センターへ通院を始めた頃は、泣き叫びながらネットをくぐり抜けた手足をバタバタさせて暴れていました。その息子を汗だくになって抑えて治療をしていただいてたのを思い出します。センターでは、治療する前に、"○○しますよ"とか、"10数えたら終わりだよ"等声かけをしていただきました。見通しを付けて、不安を取り除いてくださることが、自閉症の息子には、とても安心できたと思います。今、20才になった息子は、スタッフの方に名前を呼ばれると、ひとりでサッサとイスに座り治療を受けています。その姿を見る事ができたのは、センターの先生、スタッフの方々のお陰だと感謝しております。今後も、定期健診を受けながら、むし歯０を続けていきたいと思います。

摂食指導（Ｎさん・ダウン症）

　当時、娘（2歳前）には障害があるため、なかなか上手に食事を摂ることができず、親として娘の今後を危惧していた私達は、長崎県口腔保健センターの「摂食指導」を知り、わらをもすがる思いでセンターを訪問し、摂食指導をお願いしました。スプーンや箸やコップといった道具にはじまり、水分の摂り方、ご飯やおかずの食べ方に麺類のすすり方と、毎回テーマを決めていただき、そのテーマに沿ったお弁当を持参しての実地訓練は今でも忘れられません。その甲斐もあって、摂食指導を卒業した娘（14歳）は、当時苦手だった麺類も上手にすすりながら、「麺類が大好き！ご飯も大好き！」と好き嫌いのない娘に成長することができました。これもみな、センターでの摂食指導のおかげであり、長田先生をはじめ、センターの職員の方には感謝の気持ちでいっぱいです。ありがとうございました。

終わりに

　障害のある方の歯科疾患には特有な特徴があります。むし歯菌や歯周病菌の感染と清掃不良によるそれらの細菌の増加だけでなく、歯の質、遺伝因子、全身疾患などの宿主因子や歯並びや咬み合わせ、食生活、薬物などの環境因子などが、むし歯や歯周病の発症や進行に関与しています。ですから、障害別やリスク因子別に対応することが必要です。

　また、重度心身障害児・者、脳性麻痺者、要介護高齢者（寝たきり障害者）、脳血管障害後遺症の方の中には、食べる機能の障害、特に嚥下（飲み込み）障害を有する割合が多いので、口のケアが適切に行われていないと、口の中の細菌による誤嚥性肺炎も生じやすいようです。これらの原因菌には歯周病菌も多く含まれていますので、誤嚥性肺炎の予防のためにも、むし歯や歯周病の治療、摂食指導や日頃の口のケアは必須です。

　定期的にかかりつけの歯科を受診し、歯科疾患の早期発見と早期治療に心がけ、歯や口の健康を維持することで全身の健康を守りましょう！

　障害のある方が歯科を受診する際に、どこで見てもらえるのかわからなくて不安な方も多いと思われます。治療に協力的でない場合や身体の動きなどで治療が困難な場合には、対応法（行動調整法）として、行動変容法などの心理的アプローチ、体動をコントロールする身体的アプローチ（身体抑制）、精神鎮静法や全身麻酔法よる薬理学的なアプローチなどがあります。

　地域には、障害者を受け入れて下さる一般の歯科医院（1次医療機関）や専門的な医療機関（大学病院、行政や歯科医師会が運営している口腔保健センターや障害者歯科センターなど）があります。詳しくは地域の行政や歯科医師会に聞かれると良いと思います。また、日本障害者歯科学会という団体があり、障害者歯科治療専門の先生（学会の認定医）が各地域におりますので、学会のホームページから調べてみてください。

http://www.kokuhoken.or.jp/jsdh-hp/html/

　この本を作成するにあたり、実際の治療例などについては、センターに来院している多くの患者さんにご協力(同意)していただきました。紙面をお借りして感謝の意を表します。また、支援していただいた当センターのスタッフならびにイラストを描いてくれた長女と家族に感謝いたします。

平成 26 年 6 月

参考文献（図書）

1. 長崎県、長崎県歯科医師会編、平成23年度8020運動特別推進事業「障害者施設口腔機能向上モデル事業）事業報告書．九州印刷, 長崎, 2012.
2. 長田　豊、栗山　拓代、他：自閉症の歯科治療に対する適応性に関する研究．日本障害者歯科学会会誌，25：527-535，2004.
3. 長田　豊、栗山　拓代、他：自閉症患者の感覚機能発達と歯科治療の適応性に関する研究．日本障害者歯科学会会誌，27：560-565，2006.
4. 長田　豊：自閉症児・者の歯科治療における配慮．チャイルドヘルス：16（10），36-40，2013.
5. 長田　豊、他：精神遅滞を伴う脳性麻痺患者に経口抗菌療法を併用した歯周治療を行った1例．日本障害者歯科学会会誌，33:172-177，2012.
6. 長田　豊、他：知的障害を有する重度歯周炎患者に対する経口抗菌療法とOne-Stage Full Mouth SRPの併用療法の効果について．日本障害者歯科学会会誌，31:224-231，2010.
7. 長田　豊、栗山　拓代、他：フェニトイン誘発性歯肉増殖を有する自閉症患者の歯周管理の一例．日本障害者歯科学会会誌，23:149-152，2002.
8. Magnusson I, Lindhe J et al,: Recolonization of a subgingival microbiota following Scaling in deep pockets. J Clin Periodontol, 11（3）:193-207,1984.
9. Sbordone L et al,: Recolonization of the subgingival microflora after scaling and root planing in human periodontitis. J Periodontol, 61（9）:579-584,1990.
10. Yoneyama T, Yoshida M, Matsui T, Sasaki H.: Oral care and pneumonia. Lancet 354：515.1999.
11. Abe S, Ishihara M, et.al :Professional oral care reduces influenza infection in elderly. Archives gerontol geriat.43:157-164,2006.
12. 長田　豊、栗山　拓代：摂食・嚥下障害者のための訓練用コップについて．日本障害者歯科学会誌，20:315-319，1999.
13. 日本障害者学会編：スペシャルニーズ　デンティストリー　障害者歯科．医歯薬出版, 東京, 2009.
14. 金子　芳洋編、食べる機能の障害．医歯薬出版, 東京, 1987.
15. 向井　美恵編、食べる機能をうながす食事．医歯薬出版, 東京, 1994.
16. 田角　勝、向井　美恵編、小児の摂食・嚥下リハビリテーション．医歯薬出版, 東京, 2006.

著者プロフィール

長田 豊（おさだ ゆたか）

1979 年	神奈川歯科大学卒業
1983 年	東京医科歯科大学大学院歯学研究科修了 歯学博士
1983 年	東京医科歯科大学歯学部助手
1986 年	長崎大学歯学部附属病院講師
1997 年	長崎県口腔保健センター医長
2000 年～	長崎県口腔保健センター診療部長

専　門：障害者歯科（認定医・指導医）、歯周病（専門医・指導医）
趣　味：登山、クライミング

イラスト　長田　侑子（歯科衛生士）

障害のある方の歯とお口のガイドブック

発行日	2014 年 9 月 1 日
著　者	長田　豊
発行人	湯山　幸寿
発行所	株式会社デンタルダイヤモンド社
	〒 101-0054
	東京都千代田区神田錦町 1-14-13 錦町デンタルビル
	TEL 03-3219-2571（代）
	http://www.dental-diamond.co.jp/
	振替口座　00160-3-10768
印刷所	能登印刷株式会社

- 本誌に掲載する著作物の複製権・翻訳権・上映権・譲渡権・公衆送信権（送信可能化権を含む）は、㈱デンタルダイヤモンド社が保有します。
- JCOPY ＜㈳出版者著作権管理機構 委託出版物＞
  本誌の無断複写は著作権法上での例外を除き禁じられています。複写される場合は、そのつど事前に㈳出版者著作権管理機構（TEL:03-3513-6969、FAX:03-3513-6979、e-mail : info@jcopy.or.jp）の許諾を得てください。